Kultursensitive Psychotherapie

Fortschritte der Psychotherapie
Band 64

Kultursensitive Psychotherapie

Dr. Ulrike von Lersner, Prof. Dr. Dr. Jan Ilhan Kizilhan

Ulrike von Lersner
Jan Ilhan Kizilhan

Kultursensitive Psychotherapie

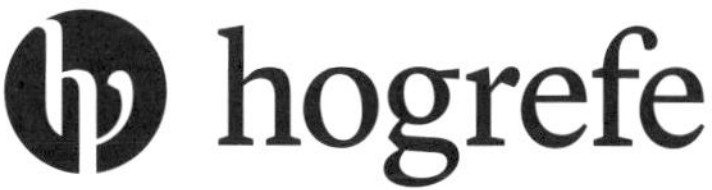

Dr. Ulrike von Lersner, geb. 1978. 1998–2005 Studium der Psychologie in Berlin, Konstanz, Toronto, Mexiko-Stadt und Buenos Aires. 2008 Promotion. Seit 2008 wissenschaftliche Mitarbeiterin am Lehrstuhl für Psychotherapie und Somatopsychologie an der Humboldt-Universität zu Berlin, 2014 Gastaufenthalt an der McGill University in Montreal. Seit 2010 Tätigkeit als Verhaltenstherapeutin in eigener Praxis. 2015 Gründung des Instituts für Transkulturelle Psychologie Berlin.

Prof. Dr. Dr Jan Ilhan Kizilhan, geb. 1966. 1988–1993 Studium der Psychologie und Soziologie in Bochum und bis 1995 in Washington, D.C. 1993–1995 wissenschaftlicher Mitarbeiter und Psychologe im Human Right Law Project in Los Angeles. 1999 Promotion in Psychologie. 2014 Promotion in Orientalistik. Seit 1999 leitender Psychologe in der psychosomatischen Michael-Balint-Klinik in Königsfeld. Seit 2011 Studiengangsleiter für psychische Erkrankungen und Sucht an der Dualen Hochschule Baden-Württemberg. März 2015 medizinisch-therapeutischer Leiter des Projektes „Sonderkontingent für schutzbedürftige Frauen und Kinder" der Landesregierung Baden-Württemberg.

Bibliografische Information der Deutschen Nationalbibliothek

Die Deutsche Nationalbibliothek verzeichnet diese Publikation in der Deutschen Nationalbibliografie; detaillierte bibliografische Daten sind im Internet über http://dnb.dnb.de abrufbar.

Hogrefe Verlag GmbH & Co. KG
Merkelstraße 3
37085 Göttingen
Deutschland
Tel. +49 551 999 50 0
Fax +49 551 999 50 111
verlag@hogrefe.de
www.hogrefe.de

Satz: Mediengestaltung Meike Cichos, Göttingen
Druck: Media-Print Informationstechnologie, Paderborn
Printed in Germany
Auf säurefreiem Papier gedruckt

1. Auflage 2017

(E-Book-ISBN [PDF] 978-3-8409-2755-3; E-Book-ISBN [EPUB] 978-3-8444-2755-4)
ISBN 978-3-8017-2755-0
http://doi.org/10.1026/02755-000

Inhaltsverzeichnis

1 Kultursensitive Psychotherapie

Fallbeispiel:

Die 44-jährige Patientin aus dem Iran berichtet, seit mehreren Jahren unter anhaltenden Rücken-, Nacken-, Schulter-, Arm- und Beinschmerzen zu leiden. Die Schmerzen würden auch manchmal zwischen den einzelnen Bereichen „wandern". Die vorliegenden Schmerzen ergaben trotz zahlreicher Untersuchungen keinen organischen Befund. Eine Schmerzlinderung wurde bisher nicht erreicht. Sie berichtet im Weiteren über eine Antriebsstörung, Konzentrationsprobleme, Schlafstörungen und zunehmende soziale Isolierung. Sie sei verzweifelt und wisse nicht, wie sie aus diesem Zustand herauskomme. Sie lebe seit 20 Jahren mit ihrem Ehemann und zwei erwachsenen Kindern in Deutschland und habe bis vor 6 Jahren in einer Autofabrik in Süddeutschland gearbeitet. Aufgrund der zunehmenden Schmerzen und dem Gefühl, auf der Arbeit von Vorgesetzten und Kollegen ungerecht behandelt zu werden, habe sie aufgehört zu arbeiten. Sie habe eine gute Beziehung zu ihrem Ehemann und ihren Kindern. Sie vermisse aber ihre Heimat und habe das Gefühl, nie wirklich in Deutschland angekommen zu sein. Aufgrund früherer politischer Aktivitäten könne sie nicht in ihr Heimatland fahren und vermisse ihre Eltern und Geschwister, die noch dort lebten. Die erwachsenen Kinder würden demnächst ausziehen, was sie eigentlich nicht möchte, aber akzeptiere.

Die Patientin zeigt in der Behandlung einen deutlich erkennbaren Leidensdruck, weint immer wieder und zeigt sich der Symptomatik gegenüber sehr hilflos. Die migrationsbedingte Entwurzelung, die Distanz zur Herkunftsfamilie im Iran ohne Aussicht, sie dort besuchen zu können, Belastungen während ihres Arbeitslebens und der baldige Auszug der Kinder haben zur Entwicklung einer anhaltenden somatoformen Schmerzstörung und einer mittelgradigen depressiven Episode beigetragen.

In Zeiten zunehmender Globalisierung spielt kulturelle Vielfalt in der Psychotherapie eine nie dagewesene Rolle. Der kultursensitiven Psychotherapie haftet nicht selten die Idee des Exotischen an, es werden Vorstellungen von Fremd- und Andersartigkeit wachgerufen und die eigene Kultur dazu in Abgrenzung gebracht. Dies zeigen auch Umfragen unter Psychotherapeuten, wonach dieser Bereich der Psychotherapie häufig Faszination und Neugierde, gleichzeitig jedoch immer wieder auch Verunsicherung auslöst.

Den Grundprinzipien der Psychotherapie folgend, ist es auch das grundlegende Ziel der kultursensitiven Psychotherapie, den therapeutischen Prozess so auf die Bedürfnisse eines Individuums anzupassen, dass die therapeutische Beziehung positiv gestaltet und damit Behandlungsverläufe optimiert und Therapieerfolge verbessert werden.

1.1 Leitgedanken von kultursensitiver Psychotherapie

1.1.1 Definition Kultur

Kultur ist sehr individuell und größtenteils implizit

Kultur ist ein komplexes Konstrukt. Jeder Mensch hat seine Kultur, sie stellt einen Teil der Identität dar, prägt das menschliche Zusammenleben und doch haben Menschen in der Regel keinen expliziten Zugang zu ihren eigenen kulturellen Normen, geschweige denn zu denen anderer.

In der Wissenschaft gibt es große Uneinigkeit zur Definition des Kulturbegriffs. Im folgenden Abschnitt soll ein kurzer historischer Überblick über die wichtigsten Definitionen gegeben und Schlüsse für die Anwendung in der Psychotherapie gezogen werden.

Der klassische Kulturbegriff: Homogenität und Abgrenzung

In historischen Ansätze gehen kulturelle und nationale Zugehörigkeit meistens miteinander einher

Ein historisch einflussreicher Vertreter des klassischen Kulturbegriffs ist Herder. Nach Herder ist Kultur gekennzeichnet durch soziale Homogenisierung, d. h. Kultur prägt einheitlich das Leben eines ganzen, in sich homogenen Volkes und wirkt kollektiv. Sie verläuft entlang von nationalen Grenzen. Im Zusammenhang mit Herders Ansatz wird auch vom „Kugelmodell" gesprochen, da Kulturen als voneinander abgrenzbare und in sich homogene Kugeln beschrieben werden, die sich zum Selbsterhalt voneinander abstoßen. Kultur wird in diesem Zusammenhang als statisch verstanden. Im interkulturellen Kontakt würde dies bedeuten, dass Kultur quasi einen Wesenszug einer Person darstellt, den ein Angehöriger einer Kultur innehat und auf dessen Basis Verhalten vorhergesagt werden kann. Ein zeitgenössischer Vertreter dieses Kulturverständnisses ist Huntington (1996), der in seinem viel zitierten Buch „Kampf der Kulturen" postuliert, dass aufgrund der zunehmenden Mobilität und Globalisierung in der Welt die Abgrenzungsbedürfnisse der Kulturen untereinander zunehmen würden. Ein Kampf der Kulturen ergebe sich daraus als logische Konsequenz.

In der klinischen Psychologie stellt dieser Ansatz die Basis dar für die Haltung, Therapien im interkulturellen Kontext könnten nicht wirklich erfolgreich verlaufen, wenn Therapeut und Patient nicht aus demselben Kulturkreis stammen.

Die Kulturdimensionen von Hofstede

Ein Versuch, Kulturen im Rahmen des klassischen Kulturbegriffs in ihrer Komplexität zu erfassen, sind die Kulturdimensionen von Hofstede (2001). Er identifizierte fünf Kulturdimensionen, auf denen sich das Verhalten und

Erleben von Menschen in unterschiedlichen Kulturen abbilden ließe. Diese sind:

- Machtdistanz,
- Individualismus vs. Kollektivismus,
- Maskulinität vs. Femininität,
- Unsicherheitsvermeidung sowie
- lang- bzw. kurzfristige Orientierung einer Kultur.

Tabelle 1: Kollektivistische und individualistische Haltungen und Wertvorstellungen in Anlehnung an Hofstede (2001)

Kollektivistisch	Individualistisch
Die Menschen werden in Großfamilien oder andere Wir-Gruppen hineingeboren, die sie weiterhin schützen. Im Gegenzug erhalten sie Loyalität.	Jeder Mensch wächst heran, um ausschließlich für sich selbst und seine direkte (Kern-)Familie zu sorgen.
Die Identität ist im sozialen Netzwerk begründet, dem man angehört.	Die Identität ist im Individuum begründet.
Kinder lernen, in „Wir"-Begriffen zu denken.	Kinder lernen, in „Ich"-Begriffen zu denken.
Man sollte immer Harmonie bewahren und direkte Auseinandersetzungen vermeiden.	Seine Meinung zu äußern, ist Kennzeichen eines aufrichtigen Menschen.
Starker Kontext mit ungehindertem Informationsfluss.	Schwacher Kontext mit Informationsnetzen von geringer Dichte.
Übertretungen führen zu Beschämung und Gesichtsverlust bei sich selbst und der Gruppe.	Übertretungen führen zu Schuldgefühl und Verlust der Selbstachtung.
Ziel der Erziehung: Anpassung an vorgegebene Rahmenbedingungen (Kultur und Religion); eine Persönlichkeitsentwicklung ist nicht erwünscht bzw. nicht notwendig.	Ziel der Erziehung: Lernen als Entwicklung der Persönlichkeit.
Beziehung hat Vorrang vor Aufgabe.	Aufgabe hat Vorrang vor Beziehung.
Kollektive Interessen dominieren vor individuellen.	Individuelle Interessen dominieren vor kollektiven.
Das Privatleben wird von der Gruppe beherrscht.	Jeder hat ein Recht auf Privatsphäre.
Meinungen werden durch Gruppenzugehörigkeit vorbestimmt.	Man erwartet von jedem eine eigene Meinung.
Harmonie und Konsens in der Gesellschaft stellen höchste Ziele dar.	Selbstverwirklichung eines jeden Individuums stellt eines der höchsten Ziele dar.

Zum Zeitpunkt seiner Entstehung war dieser Ansatz richtungsweisend und in einigen Fachgebieten finden Hofstedes Dimensionen bis heute Anwendung. Auch unserem Alltagsdenken entspricht dieses Denken in festen Kategorien, zumal es den Umgang mit unbekannten Situationen erleichtert. Für die kultursensitive Psychotherapie birgt er jedoch einige Probleme, welche auch in der wissenschaftlichen Debatte von Kritikern immer wieder diskutiert werden. So wird häufig angemerkt, Hofstede vermittle mit seinen Dimensionen den Eindruck, Kultur könne mittels solcher Skalen tatsächlich operationalisiert werden, was der Komplexität des Gegenstandes nicht gerecht werde. Individuelle Unterschiede innerhalb einer Nation würden nicht angemessen berücksichtigt und es werde eine größere Homogenität unter Angehörigen einer Kultur (eines Volkes, einer Nation) angenommen, als dies in der Realität der Fall sei. Ein weiterer Kritikpunkt betrifft die Konsequenzen, die solche Dimensionen für die Angehörigen innerhalb einer Kultur haben. So erhöhe sich das Risiko für Ausgrenzung und Diskriminierung, wenn ein Individuum sich nicht entsprechend der kulturell definierten Normen verhalte (McSweeney, 2002).

Der moderne Kulturbegriff: Bedeutungsgewebe und Hybridität

Jüngere Überlegungen zu Kultur beziehen die aktuellen Gegebenheiten der globalisierten Welt mit ein und nehmen Abschied vom „Reinheitsdenken" des klassischen Kulturbegriffs. Statt den Fokus auf Einschluss- und Abgrenzungskriterien für kulturelle Zugehörigkeit zu setzen, beschreiben sie vielmehr übergeordnete Eigenschaften von Kultur. Danach stellt Kultur „intersubjektive, vielschichtige Symbolsysteme dar, die die Wirklichkeit und Lebensprozesse von Gemeinschaften strukturieren. Sie werden im Sozialisationsprozess erlernt, später jedoch von den Angehörigen der Kultur habituell angewandt. Kultur wird hierbei vor allem als Prozess verstanden, bei dem es nicht nur um die Wiederholung von Traditionen geht, sondern um die Schaffung von Bedeutungsräumen. Damit sind Orte, Sprachen oder Erlebnisse gemeint, die Menschen gemeinsam haben. Solche Bedeutungsräume bildeten in der Summe ein „selbst gesponnenes Bedeutungsgewebe" (Geertz, 1987), das die Kultur eines Menschen ausmache. Bedeutungsräume befänden sich in ständigem Wandel, könnten einander überlappen und im Ergebnis gibt es nach Geertz (1987) keine klar abgrenzbaren Kulturen mehr. Der Autor Homi Bhabha (2000) beschreibt das Ergebnis als einen „transkulturellen dritten Raum". Gemeint ist in beiden Fällen eine neue Kultur, welche aus den Einflüssen unterschiedlichster kultureller Hintergründe durch die Überlappungen entsteht (van Keuk et al., 2011).

Kultur als „selbstgesponnenes Bedeutungsgewebe", das von Menschen geteilt wird

Diese Herangehensweise an Kultur lässt sich gut auf den psychotherapeutischen Kontext anwenden, weil sie die Lebenswirklichkeiten von Menschen in der heutigen Zeit abbildet und ihnen sowohl in ihrer Individualität als auch in ihrer Gruppenzugehörigkeit gerecht wird. Das bedeutet auch, um dies ausdrücklich zu formulieren, dass die regionale Herkunft einer Person oder ihrer Eltern nur *ein* Aspekt von kultureller Zugehörigkeit ist. Andere Bedeutungsräume wie etwa der religiöse Hintergrund, das soziale Milieu oder ein städtischer oder ländlicher Lebensraum mit all seinen Besonderheiten sind ebenfalls relevante Aspekte kultureller Identität.

Jede Therapiesituation ist eine transkulturelle Begegnung

Geht man über die regionale Herkunft hinaus und schließt andere Bedeutungsräume mit ein, handelt es sich quasi in allen Therapiesituationen um transkulturelle Begegnungen. Das hat wichtige Implikationen für die Behandlungspraxis, denn man muss immer davon ausgehen, dass man bei Klienten nichts selbstverständlich voraussetzen kann. Selbst gesponnene Bedeutungsgewebe sind individuell und müssen verstanden werden.

Merke:

Aus den verschiedenen historischen Ansätzen haben sich unterschiedliche Begrifflichkeiten herausgebildet, die im Alltag teilweise synonym verwandt werden. Im Folgenden werden sie erläutert und voneinander abgegrenzt:

- *Monokulturell:* Beschreibung für ein Individuum bzw. eine Körperschaft, welche ausschließlich einer Kultur angehört; liegt dem klassischen Kulturbegriff zugrunde.
- *Bikulturell:* Beschreibung für ein Individuum bzw. eine Körperschaft, welche unter dem Einfluss von zwei Kulturen sozialisiert ist und sich beiden zugehörig fühlt.
- *Multikulturell:* In einer Gesellschaft existieren mehrere Kulturen nebeneinander, welche jedoch wie im klassischen Ansatz in sich homogen und klar voneinander abgrenzbar sind. Das Ergebnis sind sogenannte Parallelgesellschaften innerhalb eines Landes.
- *Interkulturell:* Basiert ebenfalls auf dem klassischen Ansatz voneinander abgrenzbarer, in sich homogener Kulturen, betont jedoch die Notwendigkeit des Dialogs, der Kommunikation untereinander.
- *Transkulturell:* Legt den Kulturbegriff im Sinne von geteilten Bedeutungsräumen zugrunde. Dieser Begriff betrachtet Kulturen nicht als abgeschlossene Einheiten, sondern geht von stetigen Vermischungsprozessen aus. Im Vordergrund steht der hybride prozesshafte Charakter einer Kultur. „Trans“ steht für „jenseits“, „darüber hinaus“. Betrachtungsebene sind sowohl verschiedene Kulturen unterschiedlicher regionaler Zuordnung als auch unterschiedliche kulturelle Ebenen (Herkunft, Sprache, Religion, sexuelle Orientierung etc.).

1.1.2 Universalität versus Diversität

Gleichbehandlung bedeutet nicht zwingend gerechte Behandlung

In der kultursensitiven Psychotherapie stellt sich die Frage, inwiefern eine Gleichbehandlung aller Patienten auch eine gerechte Behandlung für alle bedeutet. Oder bedeutet eine Gleichbehandlung Gleichmacherei und kommt einer Diskriminierung gleich, da sie davon ausgeht, dass alle Menschen aller Kulturen die gleichen Bedürfnisse hätten?

Vertreter des Universalitätsansatzes (vgl. Abb. 1) beziehen sich auf die *universelle Ebene* des Menschseins und argumentieren, dass psychologische und psychiatrische Phänomene global in gleicher Weise verlaufen, da die Prinzipien menschlicher Funktionsweisen universell seien. Die menschliche Natur stelle eine hinreichende Basis dar, aufgrund der Gesetzmäßigkeiten abgeleitet werden können, die für alle Menschen gleichsam gelten. So habe etwa das Human Genome Project die große Ähnlichkeit von Menschen auf genetischer Ebene nachgewiesen. Ähnliches zeigt die Emotionsforschung (Grundemotionen) oder auch weltweite Untersuchungen zur Prävalenz psychischer Störungen auf der Basis des DSM. Diesem Ansatz folgend gibt es universell gültige Klassifikationsschemata für psychische Erkrankungen und demzufolge auch einheitliche Standards für gute Psychotherapie.

Die kultursensitive Psychotherapie betrachtet menschliches Verhalten vor allem auf der Gruppenebene

In der Psychotherapie steht die *individuelle Ebene* im Fokus. Andere Ebenen spielen unweigerlich mit hinein, da sie einen Einfluss auf die individuelle Ebene haben und sie umgeben, das Individuum steht jedoch im Vordergrund (vgl. Abb. 2).

Im Gegensatz zum Universalitätsansatz schreiben Anhänger des Diversitätsgedanken (vgl. Abb. 1) der Vielfalt oder auch Unterschiedlichkeit von Menschen eine größere Bedeutung zu. So wird in der kultursensitiven Psychotherapie die *Gruppenebene* stärker berücksichtigt. Ausschlaggebend ist hier nicht ein Phänomen oder Symptom selbst, sondern die Bedeutung, die es durch den kulturellen Kontext der Gruppe erhält (Sue & Sue, 2013). So kann beispielsweise ein dissoziativer Zustand in einem Kontext im Zusammenhang mit religiösen Riten ein anstrebenswerter Zustand sein, während er in einem anderen Kontext Ausdruck einer schweren psychi-

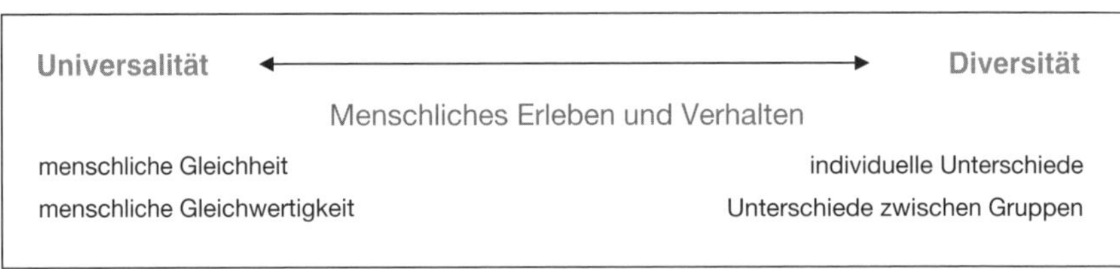

Abbildung 1: Dimensionen menschlichen Erlebens und Verhaltens (nach Moro, De la Noë & Mouchenik, 2006)

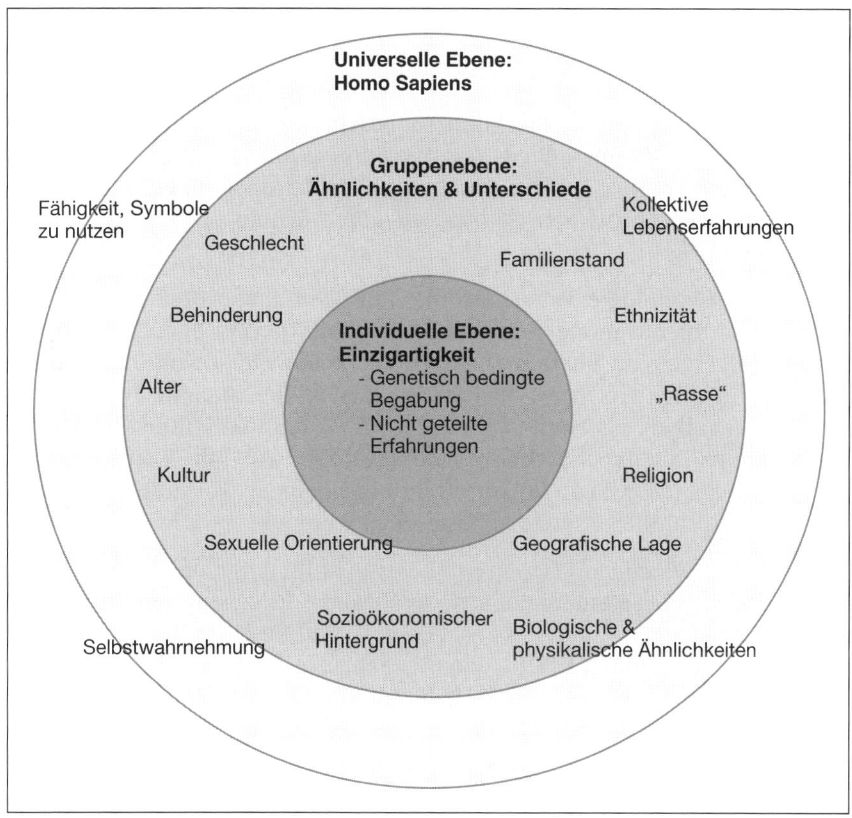

Abbildung 2: Verschiedene Ebenen der Identität (nach Sue & Sue, 2013)

schen Störung ist. Interessant an der Gruppenebene ist die Tatsache, dass es verschiedene kulturelle Zugehörigkeiten eines Individuums gibt; je nach Kontext treten andere Facetten einer Person in den Vordergrund und sind handlungsleitend.

Merke:

Kultur ist auf der Gruppenebene angesiedelt. Sie stellt den Kontext dar, in den sowohl individuelles als auch universelles Verhalten eingebettet ist. Wird sie außer Acht gelassen und der eigene kulturelle Kontext des Behandlers zur Interpretation von Verhalten des Gegenübers herangezogen, kommt es möglicherweise zu falschen Schlüssen.

1.2 Entwicklungsgeschichte der Kultursensitiven Psychotherapie

Schon seit Beginn des letzten Jahrhunderts untersuchen Psychologen den Einfluss von Kultur

Schon zu Beginn des 20. Jahrhunderts beschäftigten sich eine Reihe von Psychologen im Rahmen der *Völkerpsychologie* mit Kultur und Psychologie und deren Einfluss auf das Denken, auf Emotionen und das Verhalten von Menschen. Zu nennen ist hier vor allem Wundt (1909) oder später auch Jung (1912).

Die Völkerpsychologie versuchte, die von Menschen geschaffenen Kulturprodukte im Zusammenhang mit den kreativ-psychischen Potenzialen ganzer Völkergemeinschaften zu ergründen, und zwar sowohl hinsichtlich ihrer universellen Erscheinungsformen, die für die gesamte Menschheit gleich sein sollten, als auch in ihren zeitbedingten und kulturspezifischen Darstellungen, die nur für bestimmte Gesellschaften Gültigkeit beanspruchen (Thomas, 2003). Die Völkerpsychologie kann als Vorläuferin der heutigen transkulturellen Psychologie gesehen werden.

Die *Kulturvergleichende Psychologie* versucht im Allgemeinen zu prüfen, ob gefundene Gesetzmäßigkeiten psychischer Prozesse von Menschen universelle oder nur kulturspezifische Gültigkeit besitzen. Es geht um die Analyse der kulturellen Einflüsse auf psychische Prozesse, die für Verhalten, Denken und Emotionen von Bedeutung sein können. Fachgebiete wie Ethnologie und Anthropologie haben hierzu wichtige Erkenntnisse für die Psychologie in Kulturen außerhalb Europas geliefert. Zu erwähnen sind z. B. unterschiedliche Heilungsprozesse, Schamanentum, Glaube, Magie und Geisterwesen im Zusammenhang mit Kultur und Psychologie. In den letzten fünfzig Jahren wurden kulturvergleichende Aspekte vermehrt auch in den klassischen Teilgebieten der Psychologie berücksichtigt (Boesch & Straub, 2007; Thomas, 2003).

Die *Kulturpsychologie* beschäftigt sich mit der Untersuchung psychologischer Phänomene innerhalb von Kulturen. So beschrieben gegen Ende des 19. Jahrhunderts Anthropologen und Ärzte „Verhaltensauffälligkeiten“ und „Störungen“ in Asien und Afrika, die in Europa unbekannt waren und später als „kulturgebundene Syndrome“ bekannt wurden. Schon in den 30er Jahren des letzten Jahrhunderts beschäftigten sich Ethnopsychologen und Anthropologen weltweit mit verschiedenen psychologischen Krankheitsbildern sowie mit damit verbundenen therapeutischen Konzepten. Lange Zeit wurden jedoch verschiedene Kulturen aufgrund ihrer Heilungspraktiken und ihres Verhaltens als pathologisch stigmatisiert. Diese Art Psychopathologie-Etikettierung wurde seit den 40er Jahren des 20. Jahrhundert wissenschaftlich widerlegt (Ackerknecht, 1943).

Der Terminus *Transkulturelle Psychologie* wurde von Wittkower & Fried (1960) geprägt. Er definierte damit eine multikulturelle Extension der Kulturpsychologie. Die Transkulturelle Psychologie beschäftigt sich mit der

Beschreibung und Analyse psychischer Bedingungen, Verlaufsprozessen und Wirkungen menschlichen Erlebens und Verhaltens in Situationen, die dadurch gekennzeichnet sind, dass Menschen aus verschiedenen Kulturen aufeinandertreffen. Unter klinischer Perspektive untersucht sie die kulturellen Aspekte der Entstehung, Häufigkeit, Form und Therapie psychischer Störungen. Viele Fragestellungen bedürfen des Einbezugs anderer Disziplinen wie Sozialpsychologie und Sozialwissenschaften wie Anthropologie, Ethnologie und Soziologie. In der therapeutischen Umsetzung der daraus gewonnenen Erkenntnisse spricht man von *Kultursensitiver Psychotherapie.*

1.3 Migration

Migration bedeutet nicht nur einen geografischen Übergang von einem Wohnort zum anderen, sondern auch eine Veränderung der äußeren Lebensbedingungen, der Arbeits- und Wohnumwelt sowie soziale und kulturelle Umstellungen. Die biografische Veränderung wirkt sich erheblich auf die individuelle und kollektive Identität aus. Die Gestaltung der neuen Lebensphase nach der Migration hängt von individuellen und kollektiven Bewältigungsmechanismen sowie den Nutzungsmöglichkeiten der sozialen Netzwerke ab. Ein neues Beziehungsnetz in einem anderen kulturellen, ethnischen und gesellschaftlichen Zusammenhang aufzubauen, verlangt neue soziale Ressourcen, eine neue Orientierung und neue Handlungskompetenzen. Die zunehmende Globalisierung und die hierdurch mitbedingte Entstehung multikultureller Gesellschaften erfordern, sowohl kulturelle Spezifika als auch migrationsbedingte psychische Prozesse verstärkt in die Gesundheitsversorgung einzubeziehen.

1.3.1 Migrationstypologien

In Deutschland leben über 16 Millionen Menschen mit einem nicht deutschen Hintergrund (Bundesamt für Migration und Flüchtlinge, 2016). In den 67 Jahren seit Gründung der Bundesrepublik Deutschland haben sich die Migrationstypologien infolge politischen, gesellschaftlichen und ökonomischen Wandels und nicht zuletzt durch die Globalisierung verändert. Abhängig von den Wanderungsmotiven kristallisieren sich sowohl unterschiedliche Formen von Erwartungen und individuellen Ressourcen als auch der Lebens- und Anpassungsgestaltung heraus (Kirkcaldy, Wittig, Furnham, Merbach & Siefen, 2006).

Vorherrschende Migrationstypen verändern sich mit dem gesellschaftlichen Wandel

Einen Migrationstypus stellten die *Arbeitsmigranten* und ihre häufig nachziehenden Familien dar, die in den 60er Jahren des 20. Jahrhunderts als sogenannte „Gastarbeiter“, also ausländische Arbeitskräfte kamen. Die Motive für die Auswanderung dieser Gruppe waren in der Regel wirtschaftlicher Natur und gingen mit einer freiwilligen Entscheidung einher, wobei die Migrantinnen und Migranten sowie das Ankunftsland von einem zunächst zeitlich begrenzten Aufenthalt ausgingen, heute jedoch häufig bereits in zweiter oder dritter Generation mit ihren Familien in Deutschland leben.

Eine weitere Gruppe waren die *Spätaussiedler*, die auch als *Remigranten* bezeichnet werden. Dabei handelte es sich um Angehörige deutscher Minderheiten, die in den Nachfolgestaaten der ehemaligen Sowjetunion und anderen früheren Ostblockstaaten lebten und nach Deutschland übersiedelten.

Geflüchtete als Migrationstypus gab und gibt es seit Gründung der Bundesrepublik durchgängig. In Abhängigkeit von der globalen politischen Lage sowie der bundesdeutschen Gesetzgebung fluktuierten die Zugangszahlen immer wieder stark, wobei ein historisches Höchstmaß an Neuzugängen im Jahr 2016 erreicht wurde. Da Geflüchtete eher aufgrund von Zwang bzw. politischer Notwendigkeit auswandern, stellen sie eine gesonderte Gruppe dar, die nicht mit den anderen beiden Migrationstypen verglichen werden kann. Ähnliches gilt für die Gruppe *illegaler Auswanderer*, die meist aus politischen oder ökonomischen sowie familialen und verwandtschaftlichen Gründen ein Leben außerhalb ihrer Heimat aufzubauen versuchen (Bundesamt für Migration und Flüchtlinge, 2016).

1.3.2 Psychologische Phasen der Migration und deren Folgen

Der Migrationsprozess verläuft in Phasen

Die unterschiedlichen psychologischen Phasen der Migration (vgl. Abb. 3) folgen sowohl einer kultur- als auch situationsübergreifenden Regelhaftigkeit (Kizilhan, 2012; Machleidt & Calliess, 2003; Sluzki, 2010). Dabei beschreibt die x-Achse in Abbildung 3 den zeitlichen Verlauf, während die y-Achse das psychische Wohlbefinden abbildet.

Die Phasen verlaufen nicht immer linear und können durch interne (geringe Integrationsmechanismen des Aufnahmelandes) und externe (starker Einfluss des Herkunftslandes, individuelle politische und gesellschaftliche Vorstellungen etc.) Faktoren behindert werden. Dies ist am Beispiel der Generationskonflikte unter Migranten (Geschlechterrollenbeziehungen, Zwangsehe, alte Clankonflikte, Entstehung von Subgruppen etc.) zu beobachten.

Das ursprüngliche Modell von Sluzki (2010) lässt allerdings für Geflüchtete bedeutsame Erfahrungen, die für den Umgang mit Gesundheit und Krankheit eine Rolle spielen können, unberücksichtigt. Hierauf wird in Kapitel 4.1 gesondert eingegangen.

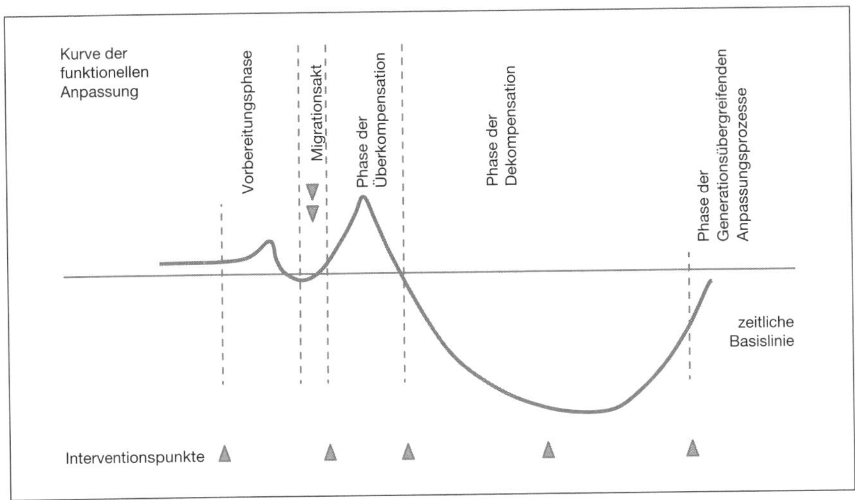

Abbildung 3: Die Phasen der Migration nach Sluzki (2010)

Mögliche Stressoren, denen Migranten ausgesetzt sein können, sind Trennung und Entwurzelung, der Verlust von familiären und nichtfamiliären Bezugspersonen, Identitätsprobleme und Rollenverluste, Belastungen und Bedrohungen während der Migration, fragliche Zukunftsorientierung und Orientierungslosigkeit, sprachliche und kulturelle Verständigungsprobleme, Generationskonflikte, innerfamiliäre Zerreißproben oder Diskriminierung. Dies sind nur einige der Herausforderungen, mit denen sich Migrantinnen und Migranten konfrontiert sehen können (Assion, 2005; Kirkcadaly et al., 2006; Zeeb & Razum, 2006). Demgegenüber haben Faktoren wie soziale Unterstützung und familiärer Zusammenhalt, Verbesserung der ökonomischen Lebenssituation oder der Sicherheitslage und Spiritualität einen positiven Einfluss auf die psychische Verfassung nach der Umsiedlung.

1.4 Epidemiologie psychischer Erkrankungen unter Migranten

Psychische Erkrankungen finden sich unter Migranten ähnlich häufig wie in der autochthonen Bevölkerung

Die Befundlage hinsichtlich der Prävalenzen psychischer Störungen in der Gruppe der Personen mit Migrationshintergrund weist auf einen Bedarf an psychotherapeutischer Behandlung hin, welcher mindestens ebenso hoch ist wie in der deutschen Bevölkerung (Bermejo, Mayningerm, Kriston & Härter, 2010; Glaesmer et al., 2008). Während einige Studien erhöhte Prävalenzraten psychischer Störungen (z. B. Schizophrenie, psychosomatische Störungsbilder, Suchterkrankungen) bei Migrantinnen und

Migranten gegenüber der Bevölkerung des Zuwanderungslandes berichten (Cantor-Graae & Selten, 2005; Kirkbride, Barker & Cowden, 2009), konnten andere keine signifikanten Unterschiede zu Einheimischen feststellen (Lay, Lauber & Rossler, 2005; Schouler-Ocak et al., 2015).

In Deutschland ist man lange von einem Healthy-Migrant-Effekt ausgegangen, der besagt, dass Migranten, die aus eigenem Antrieb auswandern, in der Regel motiviertere, wohlhabendere und damit auch robustere und belastbarere Menschen seien. Befunde von Kirmayer und Kollegen (2011) zeigen jedoch, dass dieser Effekt bis spätestens zehn Jahre nach der Migration verblasst, d. h. spätestens zu diesem Zeitpunkt haben sich die Prävalenzraten psychischer Störungen zwischen Migranten und autochthoner Bevölkerung angeglichen. Allgemein konnten nationale und internationale Studien keinen kausalen Zusammenhang zwischen dem Prozess der Migration und Gesundheit bzw. Krankheit finden (Bermejo et al., 2010).

Geflüchtete mit erhöhtem Risiko für psychische Erkrankungen

Eine besondere Untergruppe stellen Geflüchtete dar. Die Annahme, dass diese gehäuft unter psychischen Störungen aufgrund von Kriegserlebnissen, Folter und Flucht leiden, wird in einigen Studien belegt (Lindert et al., 2008). Nach einer Untersuchung von Gäbel und Kollegen (2006) leiden 40 % der Asylbewerber in Deutschland an Symptomen einer Posttraumatischen Belastungsstörung, für Depressionen berichten Steel et al. (2009) eine Prävalenz von 31 %.

1.5 Psychosoziale Versorgung

Die psychosoziale Versorgungslage für Migranten ist defizitär

In Hinblick auf Inanspruchnahmeverhalten und Versorgung zeigt sich in Deutschland eine defizitäre psychosoziale Versorgungslage für Patienten aus anderen Kulturen (Machleidt, Behrens, Ziegenbein & Callies, 2007; von Lersner, Baschin, Wormeck & Mösko, 2016; Odening, Jeschke, Hillenbrand & Mösko, 2013). Dies ist u. a. zurückzuführen auf mangelnde Kenntnis derartiger Angebote aufseiten der Migranten und möglicherweise auch Vorbehalten diesen gegenüber sowie auf ein zu geringes Angebot, das auf die speziellen Bedürfnisse von Migranten ausgerichtet ist.

Die psychosozialen Behandlungsangebote – sowohl ambulant als auch stationär – werden von Menschen mit Migrationshintergrund anders als von Einheimischen in Anspruch genommen (Kizilhan, Haag & Bengel, 2011). Migrantinnen und Migranten nutzen stationäre psychosoziale Einrichtungen deutlich seltener, als es ihrem Bevölkerungsanteil entsprechen würde. Die Akutangebote der psychiatrischen Institutionen werden – zumindest von einzelnen ethnischen Gruppen – überdurchschnittlich genutzt, in geschlossenen Bereichen sowie in der Forensik sind Migranten überrepräsentiert. Die rehabilitativen Angebote der psychosozialen Institutionen sowie die stationäre und ambulante Psychotherapie hingegen sind unterdurchschnittlich genutzt.

Von einer Unterversorgung wird auch in der ambulanten und teilstationären Behandlung ausgegangen (Assion, 2005). Untersuchungen zeigen, dass sich die Unterversorgung von Migranten im ambulanten Setting anteilig auch durch Vorbehalte bzw. Berührungsängste niedergelassener Psychotherapeuten gegenüber Patienten aus anderen Kulturen erklären lässt (von Lersner et al., 2016; Odening et al., 2013). Diesem Zustand könnte Abhilfe geschaffen werden, indem Lerninhalte der Transkulturellen Psychologie als obligatorischer Bestandteil in das Curriculum der Psychotherapeutenausbildung aufgenommen würden.

Einige Migranten, insbesondere Geflüchtete, kommen mit geringen bis gar keinen Deutschkenntnissen in die Behandlung. Da das deutsche Gesundheitssystem die Übernahme von Dolmetscherkosten in der Psychotherapie ausschließt und muttersprachliche Angebote nicht in ausreichendem Maße vorhanden sind, ergeben sich für diese Patienten sehr lange Wartezeiten mit der Gefahr der Chronifizierung der Symptomatik.

2 Relevante Theorien und Modelle[1]

2.1 Interkulturelle Kompetenz

Um Therapien im transkulturellen Setting erfolgreich durchzuführen, ist eine interkulturelle Kompetenz des Behandelnden eine notwendige Ausgangsbasis. Die Frage, welche Fähigkeiten und Fertigkeiten hierunter zu fassen sind, wird aufgrund der verschiedenen zugrunde liegenden Kulturbegriffe (vgl. Kapitel 1) unterschiedlich beurteilt. Während zum Beispiel Wirtschaftsvertreter in interkulturellen Trainings sehr spezifisch auf einen Kontext (Land, Geschäftszweig, Verhandlungsziel) geschult werden, greift dieser Ansatz in der Psychotherapie aufgrund der Vielfalt der Klienten und ihrer individuellen Problemstellungen zu kurz. Das vorliegende Buch orientiert sich an einem dynamischen Kulturbegriff, wie er im Kapitel 1 erläutert wurde.

1 Wir bedanken uns bei Kore Walke für die intensive Unterstützung bei der Erstellung dieses Kapitels.

Begriffsklärung: Interkulturelle Kompetenz

Interkulturelle Kompetenz wird definiert als die Fähigkeit, effektiv mit Menschen, die über andere kulturelle Hintergründe verfügen, umzugehen und zusammenzuarbeiten, wobei dies auf beiden Seiten als gelungene interkulturelle Kommunikation empfunden werden sollte.

Interkulturelle Kompetenz bedeutet erhöhte Reflexionsbereitschaft und Offenheit

Dabei muss keinesfalls eine neue Psychotherapie für Patienten mit Migrationshintergrund gelehrt oder umfangreiches Wissen über kulturelle Unterschiede erlernt werden (Gavranidou & Abdallah-Steinkopff, 2007). Gavranidou und Abdallah-Steinkopff sprechen vielmehr vom Erlernen der Fähigkeit einer kultursensitiven Anwendung psychotherapeutischer Methoden. Kultursensitivität soll demnach ein Zustand der erhöhten Reflexionsbereitschaft und kritischen Haltung gegenüber der eigenen Arbeit und gleichzeitig eine Unvoreingenommenheit und Offenheit gegenüber den Anliegen der Patienten sein.

Die persönlichen Einstellungen und Erfahrungen der interkulturell kompetenten Person werden zurückgestellt und es besteht die Bereitschaft, Stereotype und Vorurteile zu revidieren und Neues zu erlernen. Grundvoraussetzung hierfür sind die drei therapeutischen Basiskompetenzen nach Rogers, d. h. Wertschätzung, Empathie und Authentizität.

Das Säulenmodell

Interkulturelle Kompetenz setzt sich zusammen aus den Säulen Wissen, Fähigkeiten und Fertigkeiten (vgl. Abbildung 4).

Die erste Säule interkultureller Kompetenz: Wissen

Laut der Leitlinien für interkulturelle Kompetenz in der Psychotherapie im deutschsprachigen Raum (von Lersner et al., 2016) zählen zu *Wissen*, welches die *erste Säule* darstellt, beispielsweise Kenntnisse zu zentralen Grundbegriffen, zu Migrationskonzepten oder zur Rolle von Sprache und Sprachbarrieren in der Psychotherapie. Als relevant erachtet wird ebenfalls Wissen zu Besonderheiten der Diagnostik und Anamneseerhebung sowie zu Konzepten von Vorurteilsbildung, Rassismus und Diskriminierung, die eine Rolle spielen können. Von zentraler Bedeutsamkeit ist das Wissen über die eigene kulturelle Eingebundenheit, das heißt ein Bewusstsein über eigene kulturelle Normen. Ebenfalls gefordert wird ein Wissen über die Herkunftskultur des Patienten, d. h. über die Rolle von Religion und Spiritualität, politische Hintergründe im Lebensumfeld des Klienten, Rollenverständnis und Familienstrukturen, Tabus und Werte etc.

Wie bereits deutlich wird, handelt es sich hierbei um eine schier unüberschaubare Menge an Wissen, die erworben werden müsste, wenn man die Vielfalt der Kulturen betrachtet, aus denen Menschen stammen können. Dies ist für den einzelnen Behandler quasi nicht realisierbar. Einige Au-

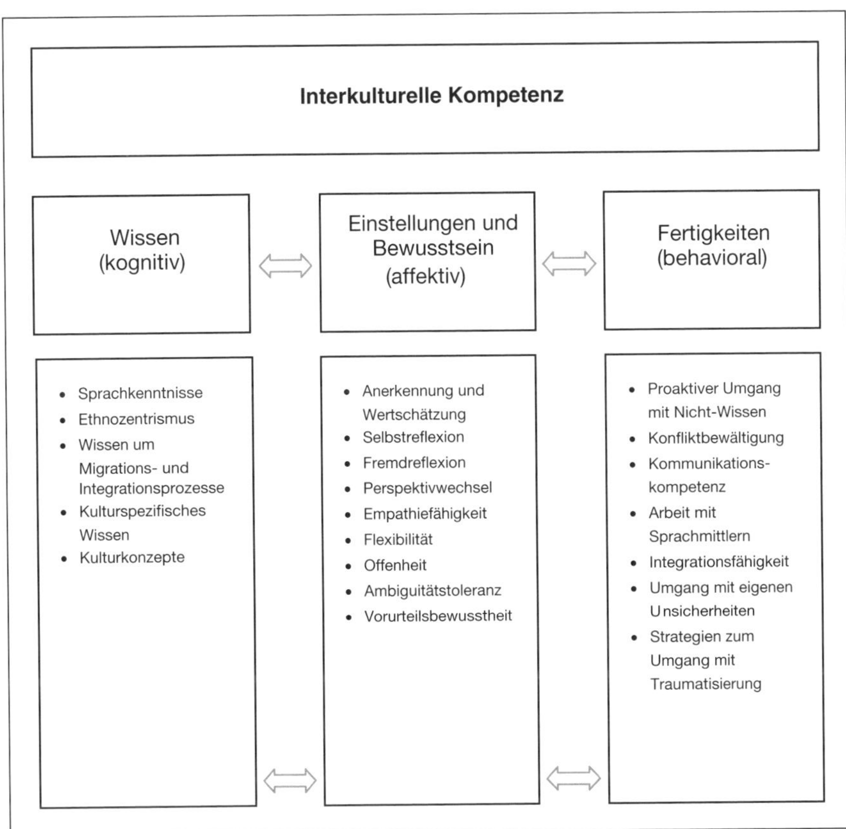

Abbildung 4: Säulenmodell der interkulturellen Kompetenz nach Sue und Sue (2013)

toren diskutieren in diesem Zusammenhang auch die Gefahr von Wissen bzw. zu viel Wissen. Es wird argumentiert, dass Vorwissen Stereotype herausbilden könne, die dann auf einen individuellen Vertreter einer Kultur angewandt werden, ohne bei dieser Person in dieser Ausprägung vorhanden zu sein. Autoren wie Mecheril (2010) propagieren die „Kompetenzlosigkeitskompetenz" und bevorzugen die offene und empathische Haltung des Therapeuten gegenüber der Lebenswelt des Klienten, was hinreichend sei für eine gelingende interkulturelle Psychotherapie.

Eine gute Möglichkeit ist es, sich Wissen zu übergeordneten Konzepten und Prinzipien anzueignen (etwa verschiedene Formen von Familienstrukturen, Erziehungskonzepte, Religiosität etc.), um einen Einblick in die Fülle möglicher Realitäten zu erhalten und weitere Praktiken dazu ins Verhältnis setzen zu können. Ein solches Herangehen ermöglicht es dem Therapeuten auch, die eigenen Standards zu reflektieren und in Bezug zu anderen Kulturen zu setzen.

Die zweite Säule interkultureller Kompetenz: Einstellungen und kulturelles Bewusstsein

Hiermit wird bereits die *zweite Säule* der interkulturellen Kompetenz angesprochen, nämlich die der *Einstellungen* und des *eigenen kulturellen Bewusstseins*. Neben grundsätzlicher Empathie und Offenheit, welche von Psychotherapeuten generell gefordert werden, geht es hierbei noch stärker um die Offenheit gegenüber Denkansätzen, die nicht mit der eigenen Kultur übereinstimmen und die Fähigkeit, an diese vorurteilsbewusst heranzugehen. Dem geht die Reflexion der eigenen kulturellen Eingebundenheit voraus, denn nur so können eigene Werte, Normen, Vorurteile und auch Grenzen und Tabus identifiziert und mit dem Klienten in Deckung gebracht werden. Die Reflexion ist auch hilfreich, um zu erkennen, an welchen Stellen in der Behandlung Unsicherheiten auftreten können oder inwiefern auftretende Missstimmungen in der Therapie durch eigene kulturelle Normen erklärbar sind.

Nicht selten treten im transkulturellen Setting Emotionen wie Schuld, Unbehagen oder auch Ärger auf, welche die therapeutische Arbeit beeinflussen und überlagern. Studien zeigen diesen Effekt sowohl auf Behandlerseite als auch auf Patientenseite (Kahraman, 2008; Özbek & Wohlfart, 2006) in stärkerem Maße, als dies in „monokulturellen" Therapiesettings der Fall ist. Diese Emotionen können Folge von Machtgefälle, Diskriminierung, Tabubrüchen oder auch Unwissen sein und sollten reflektiert und analysiert werden, um nicht den therapeutischen Prozess zu behindern.

Ziel: „kulturelle Emanzipation"

Van Keuk et al. (2011) nennen diesen Prozess „kulturelle Emanzipation", da man seinen Reaktionsweisen nicht mehr ausgeliefert, sondern sich ihrer bewusst ist und darauf reagieren kann.

Die eigene kulturelle Prägung

Die Selbstreflexion über die eigene kulturelle Eingebundenheit ist eine wichtige Voraussetzung im interkulturellen Setting. Bezugsrahmen kann hierbei sowohl die eigene Herkunftsfamilie, als auch die aktuelle Lebenssituation sein, in der sich eine Person befindet. In der Regel sind kulturelle Normen unbewusst und treten z. B. in der Therapie immer dann zutage, wenn das Verhalten des Gegenübers einer anderen Norm unterliegt. Beispiele hierfür sind Dinge wie die Begrüßung oder der Umgang mit Nähe und Rollendefinitionen (Geschlechterrollen, Rolle als Psychotherapeut oder Patient). Therapeuten sollten sich darüber bewusst sein, welche Normen ihrem Handeln zugrunde liegen.

Die folgenden Fragen bieten eine Möglichkeit, sich auf relevanten Dimensionen mit der eigenen Kultur auseinanderzusetzen (in Anlehnung an Joksimovic, 2009):

- Wie wird in Ihrer Familie kommuniziert (laut oder leise, direkt oder indirekt, häufig oder selten)?
- Gibt es in Ihrer Familie Tabus? Wenn ja, welche?

- Wie wird mit Zeit umgegangen?
- Woran erkennt ein Außenstehender, wer in Ihrer Familie Autorität besitzt?
- Sind mit dem Geschlecht bestimmte Rollenbilder oder Verhaltensweisen verbunden?
- Welche Rituale sind in Ihrer Familie wichtig?
- Worauf sind die Menschen dieser Kultur stolz?
- Wofür schämen sich die Menschen dieses Kulturkreises?
- Welche Bedeutung haben Individuum und Gruppe?

Die dritte Säule interkultureller Kompetenz: Fertigkeiten

In der Darstellung der Säulen Wissen und Einstellungen wurde bereits die große Überschneidung mit der *dritten Säule* interkultureller Kompetenzen, den *Fertigkeiten*, deutlich. Hierunter versteht man die Fähigkeiten, das interkulturelle Wissen auf die Klienten anzuwenden. Dies umfasst etwa den Einbezug von Dolmetschern in die Therapie oder auch die Bereitschaft zur Anpassung des Behandlungsplans und der therapeutischen Techniken an die kulturellen Hintergründe des Patienten. Dieser Punkt wird im Kapitel 4 in diesem Buch näher erläutert. Es geht jedoch auch um die Umsetzung der Ambiguitätstoleranz oder den Umgang mit eigenen Unsicherheiten (proaktiver Umgang mit Nicht-Wissen gegenüber den Klienten).

Im nachfolgenden Kasten sind die wichtigsten Aspekte/Inhalte interkultureller Kompetenz noch einmal zusammengefasst.

Kennzeichen interkultureller Kompetenz

Kulturelle Kompetenz, von einigen Autoren auch als Fremdheitskompetenz bezeichnet (van Keuk et al., 2011), zeichnet sich aus durch folgende Aspekte:

- Haltung von Offenheit und Neugier.
- Bewusstheit von/Bewusstsein über die eigene kulturelle Eingebundenheit (eigene Werte, Normen, Tabus, blinde Flecken etc.).
- Fähigkeit zum Perspektivwechsel, d. h. die Fähigkeit, die Weltsicht der Klienten nachvollziehen können. Das bedeutet nicht, dass diese Sichtweise übernommen werden muss, aber dass sie nachvollzogen werden kann. Sue und Sue (2013) sprechen von „cultural role taking", jemand findet sich empathisch in die Lebenswelt des Klienten ein, wird sie aber nie ganz nachvollziehen können.
- Therapiemethoden und -ziele an die Lebenserfahrungen des Klienten anpassen (z. B. kognitive Auseinandersetzung mit Themen oder direktiver vs. demokratischer Umgang miteinander etc.), systemische Sicht der Gesamtsituation.
- Die Kompetenz, Irritationen und Unsicherheiten wahrnehmen und aushalten zu können (Ambiguitätstoleranz).
- Proaktiver Umgang mit Nicht-Wissen.

2.2 Rolle von Status und Machtgefälle im transkulturellen Setting

In menschlichen Interaktionen sind statushöhere Personen in der Position, Realität zu definieren und durchzusetzen. Dieser Punkt spielt in der kultursensitiven Psychotherapie eine wichtige Rolle. Betrachtet man weltweit geltende Instrumentarien zur Diagnostik und Behandlung psychischer Störungen, wird deutlich, dass die Standards, die in der psychosozialen Versorgung angelegt werden, um über Normalität und Anomalität zu entscheiden, vorrangig von einer euro-amerikanischen Sicht geprägt sind. Diese Standards sind in aller Regel empirisch belegt. Dabei gilt zu bedenken, dass sie in ihrer Entstehung kulturgebunden sind, d. h. auf den Erklärungsmodellen westlicher Werte, Normen und Medizin aufbauen. Ein Beispiel kann diese Aussage erläutern:

Beispiel:

In individualistischen Gesellschaften ist es ein Zeichen von Reife, autonom und unabhängig zu sein. Dies gilt in kollektivistischen Gesellschaften nicht. Hier ist die gute und enge Verbindung zum sozialen Umfeld ein hoher Wert. Sind kollektivistisch orientierte Menschen deshalb lebenslang unreifer? Oder wird eine andere kulturelle Norm angelegt?

Kulturelle Normen variieren

Im DSM-5 wird auf den Umstand hingewiesen, dass westlich geprägte Ansätze aufgrund erhöhter Forschungsaktivität etc. zwar einflussreicher und empirisch besser belegt seien als andere, dies jedoch nicht zwangsweise etwas über die alleinige Gültigkeit oder Richtigkeit solcher Ansätze im Gegensatz zu anderen Herangehensweisen aussagt. Eine solche Erkenntnis hat Implikationen für die Übertragbarkeit von Diagnosesystemen und Behandlungsrationalen und es stellt sich bei der Anwendung dieser auf Angehörige anderer Kulturen die Frage nach der externen Validität (Watters, 2011). Interkulturell kompetente Behandler sollten anstreben, von einer Bewertung alternativer Ansätze Abstand zu nehmen und sie vielmehr gleichwertig zu eigenen zu betrachten (Ambiguitätstoleranz) bzw. sie in ihren jeweiligen kulturellen Kontext einzubetten, um einen Zugang zu ihnen zu erhalten (siehe Gruppenebene). Dies bedeutet nicht, in der kultursensitiven Verhaltenstherapie alternative Heilmethoden anwenden zu müssen, sondern lediglich, dass es hilfreich ist, anderen Ansätzen vorurteilsfrei gegenüberzustehen, um Patienten empathisch und wertschätzend begegnen zu können.

2.3 Theorie der sozialen Identität

Eine wichtige theoretische Grundlage, um interkulturelle Prozesse verstehen zu können, ist die Theorie der sozialen Identität von Tajfel und Turner (1979). Tajfels Theorie impliziert drei Grundannahmen:

a) Ein wichtiger Bestandteil der Selbsteinschätzung ist die soziale Identität, die sich aus der Mitgliedschaft zu unterschiedlichen sozialen Gruppen und ihrer Bewertung ergibt.
b) Individuen streben danach, eine positive Selbsteinschätzung aufrechtzuerhalten und zu verbessern.
c) Die Bewertung der Gruppenzugehörigkeit wird durch den Vergleich zu anderen relevanten Gruppen bestimmt.

Menschen haben multiple soziale Identitäten

Ob jemand einer Kategorie (Gruppe) angehört, kann objektiv der Fall sein (z. B. die Zugehörigkeit zu einem Nationalstaat aufgrund der Staatsbürgerschaft) oder in Form eines Zugehörigkeitsgefühls vorliegen, das durch die Identifikation mit einer Kategorie entsteht, z. B. die Identifikation mit einer Fußballmannschaft. Eine weitere Unterteilung sind Kategorien im substanziellen Sinn (z. B. Religionszugehörigkeit) versus Kategorien, die anhand von Eigenschaften definiert werden, die ihre Mitglieder teilen (z. B. Hautfarbe, Geschlecht oder sexuelle Orientierung).

Die soziale Identität einer Person ist keine Konstante (Gollwitzer & Schmitt, 2006). Vielmehr haben Menschen multiple soziale Identitäten, d. h. sie gehören mehreren Kategorien gleichzeitig an. So kann eine Person sowohl Migrant als auch Deutscher, Türke, Patient, Homosexueller und Christ sein.

Nach Tajfel unterscheiden sich soziale Interaktionen danach, ob sie durch interpersonales Verhalten (Personen beteiligen sich als Individuen) oder durch intergruppales Verhalten (Personen begegnen sich als Vertreter bestimmter Gruppen) gekennzeichnet sind. In der therapeutischen Praxis liegt meistens eine Mischung aus beiden Verhaltensweisen vor.

Menschen streben nach positiver sozialer Identität

Personen haben nun ein Bedürfnis nach positiver sozialer Identität, denn die Zugehörigkeit zu positiven Kategorien mit hohem Status wirkt sich positiv auf die Selbstwertschätzung aus. Welche Gruppe einen hohen Status hat und was einen hohen Status ausmacht, richtet sich entweder nach Rollenzuschreibungen und Gewinn-Verlust-Bilanzen (Gollwitzer & Schmitt, 2006) oder es werden Merkmale zum Vergleich herangezogen, die als positiv gelten und in denen die eigene Gruppe der Vergleichsgruppe überlegen ist. So kann im interkulturellen Vergleich eine Gruppe besonders stolz auf ihren materiellen Wohlstand sein, während eine andere, die materiell schwach ausgestattet ist, besonderen Wert auf ihre physische Stärke oder ihren engen familiären Zusammenhalt legt, da sie sich dort überlegen sieht.

Fallen bei diesen Vergleichen möglichst viele Ergebnisse für die eigene Gruppe günstig aus, entsteht positive soziale Identität und dieser Zustand wird positive soziale Distinktheit genannt. Um diesen Zustand zu erreichen, versuchen Personen in sozialen Situationen den Status ihrer Ingroup zu erhöhen, indem entweder die eigene Gruppe favorisiert oder die Outgroup abgewertet wird.

Ethnozentrismus

Diese Favorisierung kann sich unter anderem in der Zuschreibung positiver Eigenschaften äußern, d.h. die eigene Gruppe wird als intelligenter, unterhaltsamer, sportlicher etc. als andere wahrgenommen. In dem Fall, dass die Kategorisierung anhand ethnischer Zugehörigkeit vorgenommen wird, spricht man von Ethnozentrismus.

Merke:

Ethnozentrismus beschreibt „jene Weltanschauung, nach der die eigene Gruppe das Zentrum aller Dinge ist und alle anderen im Hinblick auf sie einstuft und bewertet" (Sumner, 1906, S. 13). Durch die vorgeprägte eigene Sichtweise wird die eigene Kultur als überlegen wahrgenommen bzw. Abweichungen von der eigenen Kultur werden als negativ empfunden. Dieses Vorgehen ist selbstwerterhaltend und identitätssteigernd, da es die eigene kulturelle Gruppe (und damit auch das Selbst) erhöht. Hierbei geht es in erster Linie um die emotionale Befindlichkeit des Kategorisierenden, eine objektive Einschätzung des Gegenübers ist irrelevant. In der kultursensitiven Psychotherapie ist dieser Automatismus sehr problematisch; es gilt, ihn zu überwinden, da er die Basis für Vorurteile darstellt.

Minimales Gruppenparadigma

Bemerkenswert sind in diesem Zusammenhang Untersuchungsbefunde von Tajfel et al. (1971) zum minimalen Gruppenparadigma, welche zeigen, dass die bloße Gruppenbildung, auch bei trivialen Merkmalen, eine Wettbewerbsorientierung erzeugt und zur Eigengruppenfavorisierung führt. So führt allein die Einteilung in Gruppen von Menschen mit versus ohne Migrationshintergrund oder in In- und Ausländer zur Abwertung der Angehörigen der anderen Gruppe. Interessanterweise geht es hierbei nicht in erster Linie darum, dass das einzelne Individuum einen direkten Vorteil aus der Begünstigung zieht, sondern dass dieser Vorteil die positive Distinktheit erhöht und auf diesem Wege zu einer positiven sozialen Identität verhilft.

Sollte der Gruppenvergleich für die betreffende Person negativ ausfallen, versuchen Individuen, die eigene Gruppe zu verlassen und einer anderen Gruppe beizutreten. Ist dies nicht möglich, wird die eigene Gruppe aufgewertet. Die Neigung, die Eigengruppe positiv und die Fremdgruppe negativ zu bewerten, führt dazu, dass die sozialen Gruppen versuchen, sich möglichst stark voneinander zu unterscheiden. In Zeiten, in denen kulturelle und nationale Grenzen immer stärker verschwimmen, können Abgrenzungsbestrebungen besonders stark werden. Dabei werden als Bewertungsmaßstäbe zunehmend ideelle Kategorien wie Werte und Einstellungen oder auch Religionszugehörigkeiten herangezogen, wie es z. B. in der Gruppierung des „Islamischen Staates“ zu beobachten ist.

In der Praxis lässt sich dies in der Tendenz einiger Migrantengruppen zur Selbstethnisierung beobachten. Dies meint die Tendenz zur Abgrenzung von der deutschen und zur Identifikation mit der jeweiligen Herkunftsgesellschaft als Reaktion auf Diskriminierung und Ausgrenzung von der deutschen Mehrheitsgesellschaft. Bozay (2010) beschreibt, dass bei vielen Jugendlichen mit Migrationshintergrund in Deutschland neben der Herkunftsregion die Religion ein wichtiger Bezugspunkt sei bei der Suche nach Zugehörigkeit und Identität, da sie ein distinktes Merkmal gegenüber der deutschen Mehrheitsgesellschaft ist.

Kulturelle Identität als eine Form der sozialen Identität

Ethnische versus kulturelle Identität

In der Fülle der multiplen Identitäten, die Personen innehaben, stellt die *kulturelle Identität* eine Unterform dar, welche in der interkulturellen Arbeit besonders zum Tragen kommt. Sie bezeichnet die ge- und erlebte Zugehörigkeit zu einer Kultur (Özbek, 2006). Gerade bei Migranten ist diese nicht selten in Abgrenzung zur *ethnischen Identität* zu betrachten, welche „die Zugehörigkeit zu einer Abstammungstradition“ beschreibt (Erdheim, 1992) und von einigen Autoren auch als „Kernidentität“ bezeichnet wird. Sie hat die Funktion, dem Individuum Orientierung zu geben und entsteht durch Überlieferung von Traditionen durch enge frühe Bezugspersonen und durch Modelllernen. Die ethnische Identität stellt die Basis dar, von der aus die kulturelle Identität durch die Begegnung und Auseinandersetzung mit anderen Kulturen herausgebildet wird.

Welche kulturelle Identität für eine Person im Kontext der Therapie relevant ist, ist ausschlaggebend für das Herangehen an die Therapie. Die kulturelle Identität ist unabhängig von der Dauer des Aufenthaltes in einem bestimmten kulturellen Umfeld. Häufig identifizieren sich Patienten auch nach Jahrzehnten in einem anderen Land und trotz eines sehr guten Sprach- und Integrationsniveaus noch mit den kulturellen Werten des Herkunftslandes, d. h. mit der Kultur ihrer Vorfahren. Diese klare Orientierung ist auch als Ressource zu betrachten, da sie den Betroffenen Halt und Orientierung bietet. Sie sollte jedoch nicht implizit angenommen, sondern unbedingt zu Beginn einer Behandlung erhoben werden (zum Vorgehen vgl. Kapitel 3).

Bikulturelle Identität

Menschen können auch mehreren kulturellen Gruppen angehören und somit unterschiedliche kulturelle Identitäten besitzen, die situationsabhängig angenommen werden. Eine häufige Unterform hierbei ist die *bikulturelle Identität* (Benet-Martinez & Haritatos, 2005). Hierbei ordnen sich Personen nicht einer einzigen Kultur zu, sondern fühlen sich in zwei Kulturkreisen beheimatet. In der Literatur wird eine bikulturelle Identität sowohl als Ressource als auch als Stressor beschrieben. Ein positiver Aspekt liegt in der Fähigkeit zum „cultural frame switching“ (Benet-Martinez & Haritatos, 2005). Hierunter versteht man die Fähigkeit von Personen, ihr Verhalten an den jeweiligen äußeren kulturellen Bezugsrahmen (cultural frame) anzupassen und sich erwartungsgemäß zu verhalten. So ist es beispielsweise Migranten der zweiten oder dritten Generation häufig konfliktfrei möglich, sich im familiären Umfeld entsprechend der Normen einer traditionellen oder kollektivistisch orientierten Herkunftskultur zu verhalten, jedoch im öffentlichen Leben mit großer Selbstverständlichkeit nach den Wertmaßstäben und Erwartungen der Aufnahmekultur zu handeln (von Lersner, Baschin & Heinze, 2011).

Diese Fähigkeit wird zum Stressor, wenn das soziale Umfeld diesen Personen diesen Wechsel nicht zugesteht und ihnen eine eindeutige Verortung abverlangt (von Lersner, Baschin & Heinze, 2011). Dieses Phänomen lässt sich besonders häufig bei Jugendlichen der zweiten Einwanderergeneration beobachten. Ein Konflikt kann hierbei dadurch entstehen, dass beide kulturelle Bezugsgruppen die Unterordnung des Jugendlichen unter die in der Gruppe herrschenden Normen erwarten und der Jugendliche neben dem eigenen Wunsch nach Abgrenzung zum Zwecke der Individuation zusätzlich den Forderungen zweier Gruppen gegenübersteht.

Damit entstehen neue Fragestellungen in der Psychotherapie. Während kulturelle Identität bei monokulturellen Individuen ein selbstverständlicher Teil der eigenen Identität ist, bedarf es bei mehrkulturellen Individuen der aktiven Auseinandersetzung mit diesen Fragen und der Identitätsarbeit.

Transkulturelle Identität

Eine neue Unterform der kulturellen Identität ist die *transkulturelle Identität* (vgl. auch Kapitel 1). Sie trägt der Tatsache Rechnung, dass Menschen aufgrund der fortschreitenden Globalisierung in allen Lebensbereichen selten mit nur einer oder zwei Kulturen in Kontakt kommen. Dies zeigt sich in Musik, Film, Sprache, Küche, Moden, Reisen etc., die den Alltag in einer globalisierten Welt sehr vielfältig gestalten. Transkulturell geprägte Individuen bezeichnen ihre kulturelle Zughörigkeit häufig als „dritten Raum“, der keine Zuordnung zu einer bestimmten ethnischen oder kulturellen Identität verlangt, sondern sich gerade durch die Aufhebung und Durchdringung dieser Grenzen kennzeichnet (Özbek, 2006).

2.4 Stereotype und Vorurteile im interkulturellen Therapiesetting

Folgt man der Theorie der sozialen Identität, sind auch Therapeuten nicht vor dem Automatismus gefeit, Patienten mit Migrationshintergrund als Angehörige einer anderen Gruppe einzuordnen und im nächsten Schritt mit erhöhter Wahrscheinlichkeit eine negative Bewertung vorzunehmen. Dies ist umso wahrscheinlicher der Fall, je weniger tatsächliches Wissen über ein Individuum vorliegt. Um dem vorzubeugen, ist es sinnvoll, die Entstehung von Vorurteilen zu verstehen und bei sich selbst bewusst zu reflektieren. Zick und Küpper (2011) beschreiben hierzu einen dreischrittigen Prozess:

Die Entstehung von Vorurteilen geschieht in einem dreischrittigen Prozess

- *Schritt 1: Kategorisierung.* Dass Menschen andere Menschen gruppieren und kategorisieren, ist Teil der menschlichen Informationsverarbeitung und damit eine conditio humana. Es erleichtert die Informationsverarbeitung. Komplette Vorurteilsfreiheit ist demnach nicht erreichbar. Die Kategorisierung erfolgt anhand tatsächlich vorhandener oder auch von außen zugewiesener Merkmale und funktioniert immer kollektiv, d.h. sie macht immer Aussagen über Gruppen. Welche Kategorien gebildet werden und welche Merkmale diesen Kategorien zugeordnet werden, ist stark beeinflusst vom öffentlichen Diskurs. So wird die Kategorie „Ausländer“ in erster Linie über phänotypische Merkmale definiert, d.h. über eine dunklere Haut-, Augen- oder Haarfarbe und erst in zweiter Linie über objektive Kriterien wie etwa Staatsangehörigkeit. Das bedeutet auch, dass z.B. Norweger als weniger fremd und damit auch weniger als Ausländer wahrgenommen werden als etwa Türken.
- *Schritt 2: Stereotypisierung.* Auf die Kategorisierung von Personen folgt die Zuschreibung von Eigenschaften und Merkmalen zu einer Kategorie, es werden kognitive Schemata gebildet bzw. aktiviert. Je nach Gruppe werden andere Zuschreibungen gemacht, welche dann zu Stereotypen werden. Fiske, Cuddy und Glick (2007) konnten zeigen, dass sich Stereotype auf den beiden Dimensionen „warm/kalt“ und „kompetent/inkompetent“ anordnen lassen. Vorurteile über Gruppen lassen sich umso schwerer beeinflussen, je mehr Menschen sie teilen. Erschwerend hinzu kommt hierbei das Phänomen, dass Minderheiten sich nicht selten dem Stereotyp entsprechend verhalten, um nicht dauerhaft dagegen ankämpfen zu müssen und somit dazu beitragen, dass es dauerhaft aufrechterhalten wird.
- *Schritt 3: Bewertung.* An dieser Stelle folgt die affektive Bewertung der Kategorie mit ihren Merkmalen als positiv oder negativ. So wird dann beispielsweise ein Langzeitarbeitsloser als faul beurteilt, ein Muslim mit Vollbart als gefährlich und eine Frau mit Kopftuch als unterdrückt. Wenngleich die Mehrheit der Vorurteile mit negativen Bewertungen einhergeht, gibt es auch positive Vorurteile, die auf Stereotypen beruhen (Zick & Küpper, 2011). Beispiele hierfür wären ein besseres Einfühlungsvermögen von Frauen oder ein musikalisches Talent von dunkelhäutigen Menschen. Als benevolente Vorurteile können sie eine Legitimierung für Diskriminierung darstellen, wenn z.B. Frauen der Zugang zu technischen Berufen versagt wird oder afrikanische Menschen auf ihre vermeintliche Musikalität reduziert werden.

Auf der Handlungsebene ist häufig zu beobachten, dass Menschen, die mit Stereotypen und Vorurteilen konfrontiert sind, sich über die Zeit tatsächlich dementsprechend verhalten. Eine mögliche Erklärung hierfür ist der *stereotype threat*. Diese Theorie beschreibt die erlebte Bedrohung durch Stereotype, d.h. die Angst von Mitgliedern einer sozialen Gruppe, ihr Verhalten könnte ein negatives Stereotyp gegen diese Gruppe bestätigen. Wenn diese Angst das eigene Verhalten in Richtung des Vorurteils beeinflusst, kann es zu einer selbsterfüllenden Prophezeiung (Curtis & Miller, 1986) kommen. Dieser Effekt wurde in Verhaltensexperimenten mit ethnischen Minderheiten und Geschlechterrollen wiederholt nachgewiesen (Shih, Pittinsky & Ambady, 1999). So zeigte sich, dass – bei statistischer Kontrolle der vorausgehenden Leistungen – afroamerikanische Studierende niedrigere Leistungen als weiße Studierende erzielten, wenn ein Test als diagnostisch für ihre intellektuellen Leistungen dargestellt wurde und somit das negative Stereotyp über ihre Gruppe (geringere intellektuelle Leistungsfähigkeit von Afroamerikanern) salient gemacht wurde.

Eine weitere Ursache stereotyp-gerechten Verhaltens ist das Phänomen der Selbst-Ethnisierung (siehe oben).

Merke:

Eine Kernkompetenz in der kultursensitiven Psychotherapie ist der bewusste Umgang mit Vorurteilen. Statt der Einteilung von Verhalten in das eigene (= richtig) und das fremde (= falsch oder zumindest etwas schlechter) sollten Therapeuten eine wertneutralere Einteilung in das eigene (= das eine) und das fremde (= das andere) Verhalten vornehmen.

Diversity-Ansatz

In der interkulturellen Therapie neigen Behandler und auch Patienten dazu, wahrgenommene Unstimmigkeiten in der Interaktion auf den kulturellen Hintergrund ihres Gegenübers zurückzuführen. Dies ist jedoch nur eine Facette der Person. Ein Versuch, auf kulturspezifische Besonderheiten von Klienten einzugehen und dabei einerseits die Anwendung grober Kategorien wie „Nationalität“ oder „Migrationshintergrund“ – und damit die Gefahr von stereotyper Behandlung – zu vermeiden und andererseits gleichzeitig die Komplexität der Betrachtung soweit einzugrenzen, dass es in der Praxis handhabbar bleibt, ist der Diversity-Ansatz. Hervorgegangen aus der US-amerikanischen Bürgerrechtsbewegung und heute vor allem in der Wirtschaft sehr beliebt, betrachtet der Diversity-Ansatz Personen auf den folgenden sechs Dimensionen, welche auch die „Big Six“ genannt werden.

Diversity Merkmale („The big six“)
1. Alter 2. Geschlecht 3. Sexuelle Orientierung 4. Behinderung und Fähigkeiten 5. Religion 6. Soziokultureller Hintergrund und Hautfarbe

In der Psychotherapie hat das sechste Merkmal eine besonders große Bedeutung. Soziokultureller Hintergrund meint dabei im Einzelnen:

- Bildungsgrad,
- Einkommensniveau,
- Migrationserfahrung(en),
- Sprache,
- gesellschaftliche Stellung,
- Milieuzugehörigkeit,
- dörflicher oder städtischer Lebensraum.

Der Diversity-Ansatz weitet den Blick

Die Betrachtung eines Klienten anhand der Diversity-Kriterien hat mehrere Vorteile. Zum einen hilft es, den Klienten differenzierter wahrzunehmen und somit Gemeinsamkeiten und Unterschiede zwischen Behandler und Klient besser herauszuarbeiten. Häufig ist es nicht die regionale Herkunft von Klienten, die Fremdheit erzeugt, sondern die Zugehörigkeit zu einem anderen Milieu oder einer anderen Bildungsschicht. Umgekehrt kann über Gemeinsamkeiten auf diesen Dimensionen Vertrautheit entstehen und die Basis für eine therapeutische Arbeitsbeziehung gelegt werden, wo Menschen sich auf der Ebene der regionalen Herkunft erst einmal fremd sind.

Ein weiterer Aspekt des Diversity-Ansatzes ist die Betrachtung der Diversity-Merkmale eines Klienten vor und nach der Migration (sofern eine solche stattgefunden hat). Häufig finden sich starke Verschiebungen auf mehreren Dimensionen, die intrapsychisch nachwirken und Verhaltensweisen von Klienten in der Migration besser nachvollziehbar machen. Es hat zudem den Effekt, dass Klienten sich ganzheitlicher wahrgenommen und geschätzt fühlen, wenn auch Facetten und Ressourcen von ihnen zur Sprache kommen, die in der Migration sonst keine Beachtung finden (z. B. das hohe Ausbildungsniveau von Patienten, deren Bildungsabschlüsse in Deutschland nicht anerkannt werden und die deshalb gezwungen werden, Aushilfstätigkeiten anzunehmen und auf niedrigem sozioökonomischem Niveau zu leben).

Merke:

Wird das Prinzip von *Diversity* hinreichend zur Anwendung gebracht, kann es gelingen, die Vielfalt der Menschen wahrzunehmen, Stereotype zu vermeiden und einen möglichen Umgang mit erlebter Fremdheit und vor allem auch ein Verständnis für die Gemeinsamkeiten zu entwickeln.

2.5 Kulturspezifische Einflüsse auf therapierelevante Basisvariablen menschlichen Verhaltens

Schlüssel für eine erfolgreiche Therapie im interkulturellen Setting ist neben der Reflexion der eigenen kulturellen Eingebundenheit ein gutes Verständnis der Erlebenswelt des Patienten. Es ist zudem Basis für die Schaffung einer stabilen therapeutischen Beziehung.

Im Folgenden soll auf kulturspezifische Aspekte therapierelevanter Basisvariablen der Psychologie eingegangen werden.

2.5.1 Konzeption des Selbst

In der Menschheitsgeschichte ist die Psychotherapie ein (relativ junger) Ansatz im Umgang mit menschlichem Leid. Sie basiert auf bestimmten Annahmen über das menschliche Erleben und Verhalten, die in der westlichen Welt präsent sind. Daneben gibt es in anderen Regionen der Welt andere Heilansätze, die auf anderen kulturellen Annahmen aufbauen und auf den ersten Blick sehr konträr wirken können. Alle Ansätze haben jedoch das gemeinsame Ziel, Leiden von Menschen zu reduzieren.

Ein interessanter Anhaltspunkt zum Vergleich unterschiedlicher Heilansätze ergibt sich, wenn man die Konzeption des Selbst in den Fokus der Analyse stellt. Kirmayer (2007) schlägt eine mögliche Systematik unterschiedlicher kulturell bedingter Konzeptionen des Selbst vor, die in Tabelle 2 anschaulich zusammengefasst sind und im Folgenden genauer erläutert werden sollen. Sie soll vor allem helfen, über die eurozentristische Perspektive hinaus ein Verständnis dafür zu entwickeln, dass es neben der Psychotherapie auch andere Formen der Heilung geben kann, die je nach der Konzeption des Selbst des Betroffenen auch adäquater sein und damit eher zu einem Therapieerfolg führen können.

Egozentrisches versus soziozentrisches Selbstverständnis

Das westliche Selbstverständnis versteht das Selbst als selbstbestimmt, rational und eindeutig. Personen sind demnach rationale Akteure, die ein privates, inneres Erleben haben, in welchem Gedanken und Vorstellungen entwickelt und persönliche Entscheidungen getroffen werden. Menschen können Verantwortung für ihr Handeln übernehmen und versuchen ihr Verhalten ihren Gefühlen oder Erwartungen von anderen entsprechend zu verändern und anzupassen. Das Selbst ist also vornehmlich eine Kategorie im Wissenssystem, die Erklärungen für Erfahrungen und Handlungen zur Verfügung stellt. Darüber hinaus lässt sie das Individuum nur eine begrenzte Anzahl an Handlungsmöglichkeiten in Betracht ziehen. Dem westlichen, individualistischen Verständnis zufolge sind Personen einzigartige Individuen, die autonom sind und das Recht haben, ihre privaten Ziele zu verfolgen. Weisen Personen einen ausgeprägten Sinn für ihr Selbst aus und können diesen auch nach außen hin kohärent artikulieren, wird ihnen soziale Anerkennung zuteil.

Tabelle 2: Kulturelle Variationen des Selbst

	Selbst definiert durch	Zentrale Werte	Wirkungsraum	Heilungssystem
Egozentrisches Selbst	Persönliche Geschichte, Errungenschaften	Individualismus, Autonomie, Leistung, Materialismus, Monotheismus	Individuum	Psychotherapie
Soziozentrisches Selbst	Familie, Abstammung, Gemeinschaft	Kollektivismus, Abhängigkeit, Kooperation, Ehre, Respekt gegenüber den Eltern, Familiensinn	Gruppe	Familientherapie, gemeinschaftliche Rituale
Ökozentrisches Selbst	Umwelt, Ökologie	Ausgeglichenheit, Harmonie, Austausch, Animismus	Tiere, Natur, Elemente	Schamanismus
Kosmozentrisches Selbst	Vorfahren	Kosmische Ordnung, Holismus, Polytheismus	Götter und Geister	Besessenheit, Weissagung

In soziozentrischen oder auch kollektivistischen Kulturkreisen, wie sie zum Beispiel für ostasiatische Regionen beschrieben werden, bemisst sich der Wert des Selbst an seiner Eingebundenheit und Verbundenheit mit anderen. Dementsprechend wird hier in Heilsystemen das soziale Umfeld des Betroffenen häufig mit in die Behandlung einbezogen. Die Intervention zielt dabei darauf ab, die Verbundenheit mit anderen zu stärken, d.h. die Beziehung zu Mitmenschen zu verbessern oder wiederherzustellen.

Die interkulturelle Forschung bleibt häufig bei dieser binären Einteilung stehen. Kirmayer (2007) weist jedoch darauf hin, dass es über diese Sichtweise hinaus durchaus noch weitere Formen gibt, wie Personen ihr Selbst konstruieren. Als weitere Varianten stellt er das ökozentrische und das kosmozentrische Selbst vor. Jede dieser Formen variiert dabei in der Art, wie das Selbst an sich definiert wird, in den Werten, die ein gesundes oder ideales Selbst charakterisieren, in seinem Wirkungsraum und in dem damit assoziierten Heilungssystem (vgl. Tab. 2).

Auch wenn das gemeinsame Ziel von jeder Form der Psychotherapie die Reduktion von psychischem Leiden ist, so unterliegen ihr jeweils unterschiedlichen normative Auffassungen darüber, was ein gutes Leben ausmacht. Je nachdem wie diese aussehen, variieren auch Darstellung der eigenen Person und die Ziele der Behandlung.

Egozentrische Personen legen demnach großen Wert auf ihren Lebenslauf und das, was sie beruflich bisher erreicht haben. Personen, die eher eine soziozentrische Orientierung aufweisen, stellen hingegen ihre Familie oder andere Gemeinschaften, in denen sie eingebettet sind, in den Vordergrund ihrer Identitätszuschreibung.

Das westlich-akademische Selbstverständnis der Psychologie beruft sich auf Werte wie Selbstdarstellung, Selbstkontrolle und Selbstwirksamkeit. Demnach sind die Ziele einer therapeutischen Intervention, das Individuum dazu zu befähigen, seine Gefühle und Bedürfnisse besser kontrollieren und verbalisieren zu können. Hoch geschätzt sind Personen, die ihre Emotionen kohärent und deutlich zum Ausdruck bringen können. In Japan dagegen wird eine Differenz im privaten und öffentlichen Verhalten als selbstverständlich und normal angesehen (Lebra, 1976) und eine reduzierte Emotionalität in der Öffentlichkeit lässt keine zwingenden Rückschlüsse auf die Fähigkeit im Umgang mit Emotionen zu. Kulturelle Unterschiede, die sich auch in der Konzeption des Selbst manifestieren, sollten demnach im interkulturellen Setting immer eine Reflexion der Therapiemethoden und -ziele nach sich ziehen (vgl. hierzu Kapitel 3).

2.5.2 Erklärungsmodelle psychischer Erkrankungen

In Abhängigkeit von der Konzeption des Selbst als auch von den Lebensbedingungen einer Person können auch die Wahrnehmung psychischer Symptome und die Ursachenzuschreibungen für psychische Erkrankungen variieren (Kirmayer & Bhugra, 2009). Diese unterschiedliche Krankheitswahrnehmung hat einen Einfluss auf die Kommunikation über die Krankheit und kann gleichzeitig ein Schlüssel im Umgang mit Diagnosen,

Inanspruchnahmeverhalten von Hilfsangeboten und Behandlungserfolg sein (Bhui et al., 2006).

Einbezug des kulturellen Kontextes

Einen zentralen Ansatz für die Beschreibung und Erhebung von Krankheitskonzepten liefert Kleinman (1980) mit dem Konzept der *explanatory models* (EM). Diese beziehen den (kulturellen) Kontext eines Klienten in die psychische Anamnese ein, um ein besseres Verständnis für die Perspektive des Patienten zu erreichen (vgl. Kasten).

Leitfragen zum besseren Verständnis der Patientenperspektive

- Wie würden Sie Ihr Problem bezeichnen?
- Welche Folgen hat die Krankheit bzw. das Symptom?
- Was sind die Ursachen des Problems?
- Wie lange dauert das Problem schon an?
- Welche Erklärungen hat Ihre Familie bzw. Ihr soziales Umfeld für das Problem?
- Welche Sorgen haben Sie das Problem betreffend?
- Wie kann es Ihrer Meinung nach behandelt werden?
- Wer könnte Ihnen helfen?

Ein weiterer Ansatz mit ähnlicher Zielsetzung ist das Selbstregulationsmodell von Leventhal (1984). Es postuliert verschiedene Komponenten menschlichen Verhaltens im Zusammenhang mit psychischer Belastung: Krankheitswahrnehmung (d. h. Inhalt und Art der Beschwerden), vermutete Krankheitsursachen, vermuteter Krankheitsverlauf, eigene Bewältigungsmöglichkeiten (Coping-Strategien) und Behandlungserwartungen.

Beiden Ansätzen ist gemein, dass sie eine Bidirektionalität betonen, in der sich Krankheitskonzepte entwickeln; somit kann der Umgang mit Symptomen Einfluss haben auf physiologische und psychologische Prozesse, die ursprünglich Auslöser für Symptome waren (Kirmayer & Sartorius, 2007). In anderen Worten können solche „looping effects“ Auslöser für Kreisläufe von Symptomverstärkung sein, bis sie die Schwelle zur Krankheitswertigkeit erreichen. In diesem Sinne sind *explanatory models* nicht nur hilfreich, um rückwirkend Krankheitsursachen zu erklären, sondern sie leisten selbst einen gewissen Beitrag zur Entstehung und Aufrechterhaltung von psychischen Erkrankungen (Kirmayer & Bhugra, 2009).

Erklärungsmodelle im deutschsprachigen und auch im angloamerikanischen Raum rekurrieren häufig auf die Lebensumstände der Betroffenen, zwischenmenschliche Probleme oder biologische Ursachen. So finden sich in der „westlichen“ Welt Präferenzen für genetische Erklärungsmodelle (auch in der Forschung), vermutete Infektionen oder für Konzepte wie „Stress“, aber auch vermutete Bedrohungen durch Umwelteinflüsse (Amalgam, Elektrosmog). Patel (1995) beschreibt für die Subsahara-

Region auf dem afrikanischen Kontinent zusätzlich übernatürliche Erklärungsmuster wie Hexerei oder Verwünschung. Diese Kategorie findet sich auch in anderen Regionen der Welt.

Einen Anhaltspunkt für die Art der Ursachenzuschreibung liefert auch die Konstruktion des Selbst. So begünstigt eine soziozentrische Sichtweise Erklärungsansätze, die auf die Beziehungen zur sozialen Umwelt fokussieren, während eine kosmozentrische Sichtweise auch übernatürliche Wesen oder verstorbene Vorfahren als Krankheitsursache in Betracht ziehen lässt.

Soziale Stigmatisierung bzw. Akzeptanz beeinflusst den Umgang mit psychischen Erkrankungen

Ein weiterer wichtiger Faktor ist der Umgang mit psychischen Erkrankungen in einer bestimmten Kultur, d.h. der Grad an Stigmatisierung bzw. sozialer Akzeptanz der Symptomatik. Sind psychische Erkrankungen von einer Gesellschaft stärker stigmatisiert, tendieren Individuen eher dazu, auf somatische oder externale Ursachen zu attribuieren, da sie für diese nicht verantwortlich gemacht werden (Schomerus et al., 2014; Angermeyer et al., 2013).

Weiterer Faktor in der Krankheitswahrnehmung ist die vorherrschende Leib-Seele-Wahrnehmung. Während einige Kulturen einen Leib-Seele-Monismus annehmen, betrachten andere Kulturen (u.a. unser Kulturkreis) das Verhältnis von Leib und Seele als Dualismus. Je nachdem, welcher Betrachtungsweise man anhängt, wird eine Zuschreibung psychischer Beschwerden auf den Körper respektive die Psyche begünstigt oder unwahrscheinlicher.

Ein hilfreiches Instrument zur systematischen Erhebung von Erklärungsmodellen bietet das Cultural Formulation Interview des DSM-5, das in Kapitel 3 ausführlich vorgestellt wird.

2.5.3 Kultur in diagnostischen Klassifikationssystemen

Kulturspezifische Störungen im ICD-10

In der ICD-10: In der *Internationalen Klassifikation psychischer Störungen – ICD-10* finden sich nur wenige Verweise auf kulturrelevante Aspekte. Transkulturelle Einflussfaktoren lassen sich lediglich unter der Zusatzklassifikation „Z60 – Kontaktanlässe mit Bezug auf die soziale Umgebung", „Schwierigkeiten bei der kulturellen Eingewöhnung" verschlüsseln. Das Manual enthält jedoch im Glossar eine Liste von 12 verschiedenen kulturgebundenen Syndromen. Die Auflistung der kulturspezifischen Störungen und ihrer klinischen Charakteristika erfolgt unter Berufung auf anthropologische und medizinische Fachliteratur. Zudem wird sie jeweils durch eine mögliche Einordung in die gängigen ICD-10-Klassifikationen ergänzt. Paleng, Frigophobie ist ein Beispiel für eine kulturspezifische Störung, die vor allem in Taiwan und Südostasien auftritt.

Beispiel: Pa-leng, Frigophobie

Ausgeprägter Angstzustand mit unverhältnismäßiger Furcht vor Kälte und Wind und der damit einhergehenden Überzeugung, diese meteorologischen Einflüsse würden Müdigkeit, Impotenz oder den Tod verursachen. Die Betroffenen tragen daher oft zwanghaft schwere Kleidung, meistens unverhältnismäßig viel, übereinander. Verstärkt wird die Störung durch die kulturspezifische Auffassung, es handele sich dabei tatsächlich um eine organische Erkrankung.

In Zentral- und Südamerika wird dieses Syndrom oft unter der Bezeichnungen Agua frio, Aire frio oder einfach Frio beschrieben. Die ICD-10 schlägt für dieses Syndrom die Zuordnung zu spezifischen Phobien (F40.2) vor.

Im DSM: Mit der Einführung des DSM-IV im Jahr 1994 wurden kulturgebundene Syndrome erstmals in einem übergreifenden diagnostischen Klassifikationssystem berücksichtigt und der Einfluss von Kultur auf Psychopathologie auf dieser Ebene erstmalig anerkannt. Mit Erscheinen des DSM-5 im Jahr 2013 wurde dieses Kapitel sowohl grundsätzlich überarbeitet, als auch deutlich erweitert. Das Konzept kulturgebundener Störungen wurde abgelöst zugunsten einer Kulturdefinition, die Kultur vor allem loslöst von regionaler Zuordnung sieht (vgl. Kapitel 1).

Kulturell gebundene Leidenskonzepte im DSM-5

Das DSM-5 unterscheidet nun drei Formen kulturell gebundener Leidenskonzepte:

1. *Kulturelle Syndrome:* Symptommuster und Zuschreibungen, die gehäuft gemeinsam in spezifischen kulturellen Gruppen oder Kontexten auftreten. Sie sind lokal anerkannt als geläufiges, stimmiges Krankheitserleben.
2. *Kulturelle Leidensbegriffe* (idioms of distress): Sie bezeichnen Formen des Ausdrucks von Leiden, die nicht notwendigerweise spezifische Syndrome und Symptome betreffen. Vielmehr ist hierunter der kollektive, geteilte *sprachliche* Umgang mit einem Krankheitsmuster zu verstehen. Dies betrifft das Erleben von sowie das Sprechen über persönliche oder soziale Sorgen.
3. *Kulturelle Erklärungen und wahrgenommene Ursachen:* Kennzeichen, Zuschreibungen oder Krankheitsmerkmale und Ursachen in *Erklärungsmodellen* für Syndrome, Störungen oder psychisches Leiden. Sie werden kulturspezifisch als anerkannte Ätiologie oder Bedeutung von Krankheiten betrachtet.

Tabelle 3 gibt einen Überblick über kulturgebundene Leidenskonzepte im DSM-5 und nennt Beispiele.

Tabelle 3: Überblick über kulturgebundene Leidenskonzepte im DSM-5

Typus	Erklärung	Beispiel
Kulturelle Erklärungen und wahrgenommene Ursachen	Bezeichnungen, Zuschreibungen oder Eigenschaften eines Erklärungsmodells, die kulturell anerkannte Bedeutungen oder Ätiologien für Symptome, Krankheiten oder Leidenszustände kennzeichnen	– *Verwünschung oder Verhexung* (z. B. in einigen Regionen Afrikas) – *Der böse Blick* (z. B. in der Türkei)
Kulturelle Syndrome	Cluster von Symptomen und Zuschreibungen, die insbesondere bei Personen in spezifischen kulturellen Gruppen auftreten	– *Khyâl cap:* „Windattacken", die in den Betroffenen große Angst auslösen (z. B. in Kambodscha) – *Dhat-Syndrom:* Angst männlicher Patienten vor Samenverlust (z. B. in Südasien) – *Ataque de nervios:* Gefühl des Kontrollverlusts, „Nervenzusammenbruch" (z. B. in Lateinamerika)
Kulturelle Leidensbegriffe	Lokal geprägte Formeln, um mentale Leidenszustände sprachlich auszudrücken	– *Den Kopf gegessen haben* (Türkei): das Gefühl, verrückt zu werden – *Eine geplatzte Gallenblase haben* (Türkei): sich überarbeitet fühlen oder Sorgen haben – *Ein gebrochenes Herz haben* (Deutschland): unglücklich verliebt sein

Die Autoren weisen darauf hin, dass nach diesem Ansatz *alle* Formen von Leidenszuständen kulturell geprägt seien und schließen dabei im DSM definierte Störungen explizit mit ein. Aus dieser Perspektive können viele der DSM-Diagnosen als ehemals operationalisierte Prototypen von Krankheiten verstanden werden, die zunächst auch als kulturelle Syndrome begannen und dann über ihre breite Verwendung in klinischer Forschung und Praxis zu allgemeiner Akzeptanz gelangten.

2.5.4 Interkulturelle Kommunikation

Ein Grundbaustein in der Psychotherapie ist die Kommunikation zwischen Behandler und Klient. In Abhängigkeit von der kulturellen Prägung von

Patienten kann das Kommunikationsverhalten jedoch sehr unterschiedlich sein. Dies spiegelt sich etwa in der Schilderung von Symptomen oder dem Umgang zwischen Therapeut und Patient wider.

Nach dem Modell von Shannon und Weaver (1949) besteht Kommunikation immer aus einem Sender, einem Sendegerät (Codierer), einem Kanal oder Kommunikationsweg, einem Empfangsgerät und einem Empfänger. Bezogen auf das interkulturelle Therapiesetting sollte zuerst sichergestellt sein, dass Therapeut (Sender) und Patient (Empfänger) eine ähnliche Vorstellung davon haben, was Psychotherapie (Kanal) ist und wie psychische Symptome geäußert und eingeordnet werden. Ebenso muss der Therapeut (Empfänger) die Darstellungen zu Beschwerden oder Erklärungsansätzen des Patienten (Sender) richtig interpretieren können. Dies kann dadurch gelingen, dass der Therapeut bereits Vorerfahrungen mit der Kultur des Klienten hat und sich Wissen zum Umgang mit psychischen Erkrankungen in der Kultur angeeignet hat. Darüber hinaus empfiehlt es sich, die Vorstellungen hiervon zu Beginn der Behandlung abzuklären, um falsche Voranahmen zu vermeiden. Neben diesen „fachlichen" Aspekten gibt es jedoch auch im grundsätzlichen Miteinander zwischen Menschen kulturelle Unterschiede in der Kommunikation.

Sender und Empfänger einer Nachricht

Schulz von Thun (1998) analysiert dies in seiner 4-Seiten-Theorie der Kommunikation näher und nimmt eine Unterteilung einer Nachricht in vier Ebenen vor, welche sowohl aufseiten des Senders, als auch des Empfängers existieren: die Sachebene, die Beziehungsebene, die Appellebene und die Selbstoffenbarungsebene. Um zu gewährleisten, dass eine gesendete Nachricht im interkulturellen Setting vom Empfänger korrekt entschlüsselt wird bzw. um Missverständnisse in der Kommunikation aufdecken zu können, ist es hilfreich, kulturspezifische Normen der Kommunikation zu kennen. So kommunizieren Menschen aus einigen Kulturen vorrangig auf der Sachebene, während andere Kulturen in ihrer Kommunikation stark auf die Beziehungsebene orientiert sind.

Nonverbale Kommunikation im interkulturellen Setting

Zur Kommunikation gehören neben Sprachinformationen auch nonverbale Informationen. Diese geschieht häufig nicht bewusst, sie beeinflusst jedoch unsere Bewertungen und Reaktionen. Untersuchungen zufolge sind es nur 30 bis 40 % der zwischenmenschlichen Kommunikation, die auf verbalem Wege ausgetauscht werden (Sue & Sue, 2013). Dabei ist es grundsätzlich möglich, die sprachliche Information durch nonverbale Information zu ergänzen (z. B. durch Mimik oder Gesten) oder zu ersetzen. Damit nonverbale Informationen jedoch nicht unbeabsichtigt im Widerspruch zur verbalen Information stehen, bedarf es gleicher Codierregeln bei Sender und Empfänger. Kommunikationsstile hängen jedoch eng zusammen mit kultureller Prägung (Garrett & Portman, 2011). Verhalten sich Menschen anders als

Kommunikationsstile sind stark von kulturellen Normen beeinflusst

dies den kulturellen Erwartungen des Senders entspricht, kann dies entweder als „falsch", „unhöflich", „emotionslos" oder „nicht im Kontakt mit seinen Gefühlen" wahrgenommen werden, obwohl eigentlich nur eine andere kulturelle Norm vorliegt.

Dimensionen nonverbaler Kommunikation:

High context vs. low context communication

- *High context vs. low context communication.* Diese Unterteilung fokussiert auf das Ausmaß an nonverbalem Kontext, der eine Nachricht umgibt und vom Empfänger interpretiert werden muss, um deren Inhalt korrekt zu verstehen. So wird in der low context communication (LCC) mehr Wert auf das gesprochene Wort gelegt, d.h. Dinge werden explizit erklärt und verbalisiert. Demgegenüber stellt in der high context communication (HCC) das gesprochene Wort nur einen Teil der Nachricht dar und die Bedeutung ergibt sich aus Begleitsignalen, die die Mitglieder einer Kultur kennen und zu lesen wissen. Innerhalb der Kultur ist HCC damit ökonomischer als LCC, sie ist jedoch für Kulturfremde schwieriger lesbar.
  Mexikanische Patienten berichten im Vergleich zu deutschen in der Therapie ausführlicher von ihren Familienbeziehungen, erzählen eher ausschweifend, fragen die Therapeutin nach ihrem persönlichen Hintergrund und legen großen Wert auf eine gute zwischenmenschliche Atmosphäre in der Therapie. Dazu machen sie der Behandlerin auch gerne kleine Geschenke. Entscheidungen werden weniger aus Fakten abgeleitet als in Low context-Kulturen.

Parasprache

- *Parasprache.* Dieser Bereich beinhaltet alle Begleitaspekte verbaler Kommunikation, wie z.B. Lautstärke, Sprechpausen, Sprechrate etc. (Sue & Sue, 2013). Sie spielt eine große Rolle im Hinblick auf Konventionen innerhalb einer Kultur und definiert Sprecherregeln hinsichtlich Alter, Geschlecht oder Status.
  Während es z.B. in Nordamerika als unangenehm und auch unhöflich erlebt wird, wenn *Sprechpausen* entstehen und Sprecher daher darum bemüht sind, solche zu vermeiden, gilt es in der chinesischen oder japanischen Kultur als Zeichen von Harmonie und Respekt, wenn miteinander geschwiegen wird oder wenn Pausen gemacht werden. So werden Kinder in ersterem Kulturraum angehalten, sich selbst ins Gespräch einzubringen und möglichst viel ihre Meinung zu äußern und Fragen zu stellen, während Kinder in letzteren Kulturen lernen, Meinungen und Emotionen zurückzuhalten, um zu signalisieren, dass sie Autoritäten anerkennen und das Gegenüber respektieren.
  Ein weiterer Aspekt in diesem Zusammenhang ist die *Lautstärke*, mit der gesprochen wird. Im Vergleich zu Westeuropa und Nordamerika wird in asiatischen Ländern eher leise gesprochen. Zieht man hingegen arabische Länder zu diesem Vergleich hinzu, ist die mittlere Sprechlautstärke im euro-amerikanischen Raum wiederum leise. Subjektiv als laut empfundene Sprecher werden in der Regel eher als schamlos, unhöflich, respektlos oder aggressiv wahrgenommen, während eine leisere und sanftere Sprechweise eher als Schüchternheit, Ängstlichkeit oder

Schwäche interpretiert wird. Wie der Vergleich auf dem Kontinuum deutlich macht, sollte in die Interpretation solcher Reize immer der kulturelle Kontext der Sprecher einbezogen werden, um keine falschen Schlüsse zu ziehen. Dies ist gerade auch im therapeutischen Kontext wichtig, wo Kommunikation eine zentrale Rolle spielt und solche Aspekte in die Bewertung der Symptomatik etc. einfließen und die therapeutische Beziehung beeinflussen.

Ein letzter Aspekt, der an dieser Stelle zur Sprache kommen soll, ist der Grad an *Direktheit* in der Kommunikation. Deutsche sind dafür bekannt, in der Kommunikation sehr direkt zu sein und erklären dies mit Ehrlichkeit und Aufrichtigkeit, während dies in den USA oder in asiatischen Ländern als unhöflich und verletzend wahrgenommen wird. Auf der anderen Seite wird die indirekte Kommunikationsform von Deutschen als Ausweichen und „Drumherum-Reden" wahrgenommen.

- *Kinesik.* Dieser Bereich beschäftigt sich mit Signalen, die vom Körper ausgesendet werden im Sinne von Gesichtsausdruck, Haltung, Gesten und Blickkontakt. Psychologen nutzen viele dieser Signale in der therapeutischen Arbeit. **Kinesik**

  So ist ein *Lächeln* im westlichen Kontext Ausdruck von Freude, Zustimmung, Interesse oder Aufmerksamkeit. Im asiatischen Kontext kann es zusätzlich auch für Höflichkeit, Unterordnung, Unbehagen oder Schüchternheit stehen.

  Der *Blickkontakt* fällt im therapeutischen Kontext besonders stark ins Gewicht. Ein Mangel an Blickkontakt wird im deutschen Kulturraum negativ interpretiert im Sinne von Unsicherheit, Verschlagenheit oder Unaufrichtigkeit, während er in der türkischen Kultur und auch in asiatischen Kulturen bewusst vermieden wird, um Respekt zu demonstrieren. Dort wird vielmehr der direkte Blick als Missachtung oder Versuch der Dominanz interpretiert.

  Die *Begrüßung* per Handschlag ist in manchen Kulturen üblich, in anderen wird das Gegenüber zur Begrüßung auf die Wange geküsst oder es findet gar keine Berührung statt. Je nach Kulturkreis kann die Dauer und Intensität für eine angemessene Begrüßung variieren und im westlichen Kulturkreis wird in der Regel mit der rechten Hand gegrüßt. In manchen asiatischen oder muslimischen Kulturen ist es eine Provokation, jemanden mit der linken Hand zu berühren oder damit etwas anzubieten, da diese als unrein gilt. Unter Muslimen gilt offiziell die Regel, „Personen des anderen Geschlechts" nicht zu berühren, um die eigene „rituelle Reinheit" zu bewahren.

  Auch die *Intensität des Emotionsausdrucks* ist kulturell geprägt. Während es in einigen Kulturen als reif und erstrebenswert gilt, Emotionen intensiv zum Ausdruck zu bringen, um sie dem Gegenüber mitzuteilen, ist es in anderen Kulturen ein Zeichen von Stärke, persönlicher Reife und Weisheit, genau dies nicht zu tun und Emotionen zurückzuhalten (was nicht bedeutet, dass sie nicht empfunden werden).

Proxemik

- *Proxemik.* Sie beschäftigt sich mit gesellschaftlich konditionierten räumlichen Beziehungsfragen, d.h. mit Raumverständnis. Kulturen unterscheiden sich dahingehend, wie interpersonelle Bereiche definiert werden. Nach Hall (1969) unterscheiden Individuen unbewusst vier Distanzzonen: die intime, die persönliche, die soziale und die öffentliche Distanzzone. Diese können sich etwa mit steigender Vertrautheit zwischen Personen verändern.
  Eine Verletzung dieser Regeln kann zu Verunsicherung, Ärger, Rückzug und Konflikt führen. Dies gilt sowohl für zu viel Nähe als auch für zu große Distanz. Lateinamerikaner empfinden geringere Distanz im Allgemeinen als angenehmer als Nordamerikaner. Während also das Heranrücken eines Klienten auf den amerikanischen Therapeuten aufdringlich oder respektlos wirken kann, kann ein Wegrücken des Therapeuten als kühl, ablehnend oder Machtdemonstration im Sinne von Überlegenheitsdemonstration empfunden werden.

2.5.5 Emotionsausdruck

Die menschliche Mimik zeichnet sich durch ihre besonders vielfältige und differenzierte Ausdruckfähigkeit aus. Die Fähigkeit, Gefühle anderer anhand des mimischen Ausdrucks zu verstehen und zu deuten, hilft uns, in sozialen Interaktionen angemessen zu reagieren. Der emotionale Ausdruck stellt damit einen wichtigen Hinweisreiz dar, um die soziale Welt entschlüsseln zu können. Inwieweit wird dieser unabhängig von der kulturellen Prägung einer Person zum Ausdruck gebracht? Schon in den 1970er Jahren sorgten vor allem Studien von Ekman (1972, 1994) sowie Ekman und Kollegen (1987) für viel Aufmerksamkeit in der internationalen Forschergemeinde. Sie untersuchte die Fähigkeit, Emotionen zu enkodieren bzw. dekodieren anhand von zwei Probandengruppen aus relativ unabhängigen Kulturkreisen. Die Forscher proklamierten den Ergebnissen folgend, dass es gewisse Basisemotionen gibt, die universell erkannt werden können.

Die sechs Basisemotionen

Bei diesen sechs Hauptformen des emotionalen Ausdrucks Wut, Freude, Überraschung, Furcht, Ekel und Trauer sprechen wir daher von nicht kulturspezifischen Kommunikationsformen. Die Annahme ist, dass diese Emotionen von allen Menschen enkodiert und dekodiert werden können. Auch in der individuellen menschlichen Entwicklung zeigen sich diese Emotionen als erstes. So lassen sie sich bereits bei Säuglingen beobachten und auch Menschen, die blind geboren werden, zeigen entsprechende mimische Ausdrücke. Emotionen wie Schuldgefühle, Scham, Peinlichkeit und Stolz, die eng an soziale Interaktionen gekoppelt sind, treten dagegen erst später auf. Erst wenn Kinder gelernt haben, dass Menschen Erwartungen an ihr Verhalten stellen und sie erlebt haben, welche Konsequenzen sich aus der Erfüllung bzw. der Nichterfüllung dieser ergeben, können sie Scham und Stolz empfinden (Adolphs, 2003).

Zwischen Angehörigen unterschiedlicher Kulturkreise kann es zu Schwierigkeiten bei der Dekodierung von Gesichtsausdrücken kommen. So existieren unterschiedliche Darstellungsregeln, die festlegen, welche Arten emotionalen Ausdrucks erwünscht bzw. unerwünscht sind. Diese unterschiedlichen Regeln manifestieren sich in allen Aspekten des emotionalen Erlebens und führen mitunter zu Missverständnissen und Schwierigkeiten in interkulturellen Kommunikationsprozessen.

Der Ausdruck von Ärger wird beispielsweise von der Ethnie der Utku Inuits in Kanada stark missbilligt, um die soziale Harmonie nicht zu gefährden. Ähnliches findet sich in Indonesien oder anderen asiatischen Ländern. In anderen Kulturkreisen, wie bei den Kaluli in Papua-Neuguinea, wird hingegen von anderen erwartet, Ärger zu äußern. Eine Metaanalyse interkultureller Emotionsstudien konnte – über verschiedene nonverbale Kommunikationsformen hinweg – zeigen, dass Emotionen besser erkannt werden, wenn die beteiligten Personen dem gleichen Kulturkreis angehören (Elfenbein & Ambady, 2002). Dieser Vorteil verringert sich, je geringer der interkulturelle Austausch und je weiter entfernt die Kulturkreise auch geografisch zu verorten sind. Um sich im Spannungsfeld zwischen Universalität und kultureller Variation bewegen zu können, ist es hilfreich, die kulturellen Unterschiede, die im emotionalen Ausdruck zu finden sind, mit Dialekten einer gemeinsamen Sprache gleichzusetzen. Auch hier wird ein gemeinsames Set an Begriffen situationsabhängig unterschiedlich verwendet und erhält damit nicht selten auch eine neue Bedeutung.

Merke:

In der kultursensitiven Psychotherapie sollten Behandler anstreben, emotionale Reaktionen der Klienten zuerst einmal nur auf der phänomenologischen Ebene wahrzunehmen und im nächsten Schritt in den kulturellen Kontext einzubetten, bevor Rückschlüsse auf psychisches Geschehen gezogen werden. Hierbei ist es durchaus zulässig, bei den Klienten die Bedeutung ihres Emotionsausdrucks zu erfragen.

3 Diagnostik und Indikation

3.1 Indikation für kultursensitives Vorgehen

Im weiteren Sinne ist jede Therapie eine interkulturelle Therapie, da sich immer Individuen mit unterschiedlichen „Bedeutungsräumen“ begegnen (Sue & Sue, 2013). Im engeren Sinne ist kultursensitives Vorgehen jedoch vor allem dann indiziert, wenn sich in der Therapie Angehörige unterschiedlicher kultureller Gruppen begegnen.

Kultursensitives Vorgehen in der Psychotherapie ist störungsübergreifend relevant. Diese Herangehensweise ist zudem therapieschulenübergreifend und integrativ. Beide Aspekte können als notwendige Bestandteile einer gelungenen kultursensitiven Vorgehensweise betrachtet werden. Ganz im Sinne des Prinzips, sich als Behandler auf Patienten einzustellen und sie „dort abzuholen, wo sie stehen“, wird gerade hier ein möglichst breites Spektrum an Ansätzen aus verschiedenen Therapieschulen genutzt, um sowohl diagnostisch als auch therapeutisch so vorzugehen, dass es den Bedürfnissen der Patienten entspricht.

3.2 Konkretes diagnostisches Vorgehen in der Praxis

Im klinischen Alltag bleibt Behandlern bislang häufig keine andere Wahl, als sprachlich möglichst sorgfältig übersetzte Instrumente anzuwenden. Diese sollten jedoch unbedingt um das Cultural Formulation Interview (vgl. Kapitel 3.3), strukturierte Interviews wie SKID oder DIPS sowie Informationen zum soziokulturellen Hintergrund ergänzt werden, um die Testwerte in den Erlebens- und Erfahrungskontext der Patienten einbetten zu können.

Fast alle kulturbezogenen Anforderungen der klinischen Diagnostik im persönlichen Gespräch lassen sich auf die psychometrische Diagnostik mithilfe von Fragebögen und Tests übertragen. Zentrale Kriterien einer Vergleichbarkeit von Testergebnissen über verschiedene kulturelle Gruppen sind Bias und Äquivalenz, die im Kontext der klassischen Haupt- und Nebengütekriterien von Tests einzuordnen sind. Das angestrebte Ziel einer guten Testübersetzung wäre dabei in einer vollständigen Äquivalenz beider Sprachversionen zu sehen, die dazu führen soll, dass gefundene Unterschiede zwischen den Populationen auf wahre Unterschiede zurückzuführen sind und nicht Folge einer mangelnden Äquivalenz sind.

Testübersetzungen in andere Sprachen

Zunächst wird bei Testübersetzungen eine *sprachliche* Äquivalenz durch eine korrekte Übersetzung und Rückübersetzung des Tests angestrebt. Es sollte zudem *kulturelle Äquivalenz* gegeben sein, die sich auf die Art und

Weise, wie verschiedene kulturelle und sprachliche Gruppen die Bedeutung der Items eines Fragebogens oder Tests interpretieren, bezieht (Glaesmer, Brähler & von Lersner, 2012). Die hier aufgeführten Aspekte der Äquivalenz von Testübersetzungen sind voneinander abhängig und können zum Teil nicht gleichzeitig optimal berücksichtigt werden. So ist es etwa zugunsten der kulturellen Äquivalenz oft notwendig, sprachliche Abweichungen zuzulassen, weil damit das kulturell passende Verständnis eines Konstruktes besser abgebildet werden kann. Welchen Äquivalenzaspekten man in konfligierenden Situationen den Vorzug gibt, ist anhand des Forschungsziels bzw. des Einsatzgebietes zu entscheiden.

Die in Tabelle 4 empfohlenen Tests sind im interkulturellen Therapiekontext erprobt und in vielen Sprachen bei guter sprachlicher Äquivalenz erhältlich.

Tabelle 4: Empfohlene Instrumente für den Einsatz im interkulturellen Setting

Konstrukt	Test
Depression	– PHQ-9 (Gesundheitsfragebogen für Patienten – Depression; Kroenke, Spitzer & Williams, 2001) – HAM-D (Hamilton Depressionsskala; Hamilton, 1960) – HSCL-25, Teil II (Hopkins Symptom Checklist, Teil II zu Depressionen; Petermann & Brähler, 2013)
Angststörungen	– HAM-A (Hamilton Angstskala; Hamilton, 1959) – HSCL-25, Teil I (Hopkins Symptom Checklist, Teil 1 zu Angststörungen; Petermann & Brähler, 2013)
Posttraumatische Belastungsstörung	– CAPS-5 (Clinical Administered PTSD Scale for DSM-5; Weathers et al., 2013) – PDS (Posttraumatic Diagnostic Scale; Foa, 1996) – HTQ (Harvard Trauma Questionnaire; Mollica et al., 1992)
Somatisierungsstörungen	– PHQ-15 (Gesundheitsfragebogen für Patienten – Somatisierung; Kroenke, Spitzer & Williams, 2002) – SOMS-2 (Screening für somatoforme Störungen; Rief & Hiller, 2008)
Erklärungsmodelle für psychische Erkrankung	– IPQ-R (Illness Perception Questionnaire-Revised; Moss-Morris et al., 2002) – MINI (McGill Illness Narrative Interview; Groleau, Young & Kirmayer, 2006)
Lebensqualität	– WHOQOL-100 (WHO Quality of Life-100; Angermeyer, Kilian & Matschinger, 2000) – WHOQOL-BREF (Kurzfassung des WHOQOL-100; Angermeyer, Kilian & Matschinger, 2000)

3.3 Cultural Formulation Interview

Ein sehr hilfreicher Ansatz zur Erhebung einer personenzentrierten kulturellen Anamnese ist das Cultural Formulation Interview (APA, 2013; vgl. auch Karte „Kurzexploration in Anlehnung an das CFI-Interview des DSM-5“ am Ende des Buches). Es hilft Behandlern, den kulturellen Kontext des Patienten gezielt in die Diagnostik und die Therapieplanung einzubeziehen. Das Cultural Formulation Interview (CFI; APA, 2013; verfügbar unter: http://www.psychiatry.org/File Library/Psychiatrists/Practice/DSM/APA_DSM5_Cultural-Formulation-Interview.pdf; dt. Version: verfügbar unter: https://www.hogrefe.de/downloads/dsm-5-online-material) wurde nach jahrzehntelangem Entwicklungsprozess im Anhang des DSM-5 veröffentlicht.

Semistrukturiertes Instrument, zur personenzentrierten, kulturellen Anamnese von Patienten

Es handelt sich hierbei um ein standardisiertes, semistrukturiertes Messinstrument, das direkt Anwendung in der Praxis finden kann. Das CFI soll behandelnde Psychologen und Psychotherapeuten dabei unterstützen, kulturspezifische Einflüsse und Sichtweisen ihrer Patienten systematisch zu erfassen und sich so besser in die Erlebenswelt der Patienten hineinversetzen zu können. Ziel ist es, kulturspezifische Einflussfaktoren systematisch herauszuarbeiten, die einen Erfolg der Therapie möglichst wahrscheinlich werden lassen und systematischen Beurteilungsfehlern, die sich aus falschen kulturellen Annahmen ergeben, vorzubeugen. Hinweise für die Relevanz dieses Ziels liefern zum Beispiel die Ergebnisse von Strakowski und Kollegen (1996). Die Autoren konnten zeigen, dass es im Vergleich zu kaukasischen Patienten bei Afroamerikanern und Amerikanern mit lateinamerikanischen Wurzeln bei weißen Therapeuten häufiger zu Fehldiagnosen kommt (Strakowski et al., 1996). Dies ist nicht einer unterschiedlichen Anwendung der Diagnosekriterien geschuldet, sondern wird von den Autoren auf einen Unterschied in der Art der Informationen, die bei dem Patienten berücksichtigt werden, zurückgeführt (Strakowski et al., 1997).

Die Dauer der Durchführung des CFI variiert je nach Antwortverhalten des Klienten zwischen 30 und 90 Minuten. Der Kernfragebogen setzt sich aus 16 offenen Fragen zusammen, die in vier Bereiche unterteilt werden können:

1. Kulturelle Definition des Problems (Fragen 1 bis 3).
2. Kulturelle Wahrnehmung über mögliche Gründe, den Kontext und mögliche Unterstützung, die dem Patienten zur Verfügung steht (Fragen 4 bis 10).
3. Kulturelle Einflussfaktoren, die Copingstrategien und bisherige Hilfegesuche betreffen (Fragen 11 bis 13).
4. Kulturelle Einflussfaktoren, die das aktuelle Hilfegesuch beeinflussen (Fragen 14 bis 16).

Neben konkreten Formulierungsvorschlägen wird die Bedeutung jeder Frage gesondert für den Interviewer erläutert (vgl. auch Karte „Kurzexploration in Anlehnung an das CFI-Interview des DSM-5“ am Ende des

Buches). Der zweite Abschnitt des CFI fokussiert auf die Perspektive von nahestehenden Personen wie Familienangehörigen oder Freunden des Betroffenen. Bei Bedarf können Ergänzungsmodule herangezogen werden, die einzelne Bereiche näher erfragen und ein tiefergehendes Verständnis ermöglichen. Beispiele hierfür sind Themenschwerpunkte wie Spiritualität, kulturelle Identität oder subjektive Krankheitsmodelle.

Ergänzungsmodule zur vertieften Anamnese

Das CFI kann grundsätzlich zu jedem Zeitpunkt in der Therapie zur Anwendung kommen, es ist jedoch hilfreich, es gleich zu Beginn der Behandlung in die Anamneseerhebung zu integrieren, um ein besseres Verständnis vom Erlebenskontext des Patienten zu erhalten.

3.4 Störungsspezifische Diagnostik im interkulturellen Kontext

Im Folgenden werden klassische Problembereiche bei der Diagnostik im interkulturellen Kontext geschildert und geeignete Verfahren vorgeschlagen.

3.4.1 Depression

Das Konzept der Depression, wie es in den etablierten Instrumenten operationalisiert wird, ist überwiegend westlich geprägt, weshalb kritisch diskutiert wird, ob Behandler bei Menschen aus anderen Kulturen mit Beschwerdemustern konfrontiert sind, die nicht in die klassischen Wahrnehmungs- und Denkmuster der Depression passen (Assion, Stompe, Aichberger & Calliess, 2011; Probst, Laditka, Moore, Harun & Powell, 2007). Zudem kann in Abhängigkeit vom kulturellen Hintergrund die Bereitschaft, die Symptome zu berichten und Hilfe zu suchen, abweichen (Assion et al., 2011; Probst et al., 2007).

Das Depressionsmodul des *Patient Health Questionnaire* (PHQ-9; Kroenke et al., 2001) orientiert sich an den DSM-IV-Kriterien der Major Depression und ist ein gut validiertes und häufig angewandtes Verfahren zur Erfassung depressiver Beschwerden in der primärärztlichen Versorgung. Zum PHQ-9 sind einige psychometrische Studien verfügbar, die sich mit der kulturellen Äquivalenz des Instrumentes beschäftigen (Baas et al., 2011; Hepner, Morales, Hays, Edelen & Miranda, 2008; Huang, Chung, Kroenke, Delucchi & Spitzer, 2006; Mewes et al., 2010). Auch wenn die hier dargestellten psychometrischen Arbeiten zur kulturellen Äquivalenz des PHQ-9 nur einige Aspekte in unterschiedlichen ethnischen Gruppen vergleichen, sind diese doch insgesamt sehr positiv zu bewerten und lassen vermuten, dass der PHQ-9 gute kulturelle Äquivalenz besitzt.

Beispielitems aus dem PHQ-9

Wie oft fühlten sie sich im Verlauf der letzten beiden Wochen durch die folgenden Beschwerden beeinträchtigt (zu beantworten auf einer 4-stufigen Likert-Skala):

- Wenig Interesse oder Freude an ihren Tätigkeiten.
- Niedergeschlagenheit, Schwermut oder Hoffnungslosigkeit.
- Schwierigkeiten ein- oder durchzuschlafen oder vermehrter Schlaf.

3.4.2 Somatisierungsstörung

Wie in früheren Kapiteln beschrieben, erleben Menschen in vielen Kulturen psychische Erkrankungen stärker auf der somatischen Ebene, als dies bei deutschen Patienten der Fall ist. Dies führt in der Praxis nicht selten dazu, dass Behandler bei Menschen aus anderen Kulturen aufgrund dieser Leitsymptome Somatisierungsstörungen diagnostizieren, wo es sich eigentlich um eine Depression oder Angststörung handelt. Hier kann der Einsatz des *PHQ-15* (Kroenke et al., 2002) Abhilfe schaffen. Eine Überprüfung der Kulturäquivalenz hat bei Untersuchungen an Migranten in Deutschland gute Ergebnisse gezeigt (Mewes et al., 2010). Ebenfalls eingesetzt werden kann das Screening für somatoforme Störungen (*SOMS-2*; Rief & Hiller, 2008), welches bereits in 20 Sprachen übersetzt vorliegt.

Beispielitems aus dem PHQ-15

Wie stark fühlten Sie sich in den letzten vier Wochen durch die folgenden Beschwerden beeinträchtigt? (Wahlmöglichkeit zwischen nicht, wenig und stark beeinträchtigt)

a) Bauchschmerzen
b) Rückenschmerzen
c) Schmerzen in Armen, Beinen oder Gelenken
d) Menstruationsschmerzen oder andere Probleme mit der Menstruation
e) ...

3.4.3 Schizophrenie

Untersuchungen haben gezeigt, dass sich in einigen Migrantenpopulationen erhöhte Schizophrenieraten zeigen. Haasen und Kollegen (2000) gingen in ihrer Untersuchung der Frage nach, inwiefern die berichteten erhöhten Schizophrenieraten auf Fehldiagnosen zurückzuführen seien.

Hierzu verglichen sie die Diagnosen von deutschen und türkischen Patienten, die unabhängig voneinander sowohl von einem deutschsprachigen als auch einem türkischsprachigen bilingualen Assistenzarzt untersucht wurden. Sie berichten, dass die Behandler bei 19 % aller türkischen Patienten zu unterschiedlichen Ergebnissen kamen, während derartige Differenzen bei deutschen Patienten nur bei 4 % lagen. Hatten die Patienten schlechte Deutschkenntnisse, war die Übereinstimmung zwischen den Diagnostikern geringer (Haasen, Yagdiran, Mass & Krausz, 2000). Die Autoren führen die Abweichungen auf kulturelle Differenzen in der Symptomschilderung, fehlende interkulturelle Kompetenz der deutschen Ärzte und Fehlinterpretation kulturspezifischer Symptomschilderungen und mögliche Diskriminierungstendenzen zurück. In einigen traditionellen kulturellen Kontexten kann es sehr schwierig sein, die Grenze zwischen Wahn und Realität bzw. auch zwischen Wahn und Glaube zu ziehen, da sie ineinander übergehen können. Wahnartige Überzeugungen oder Glaubensüberzeugungen können kulturimmanent sein und sind somit nicht pathologisch zu werten (Schouler-Ocak, 2010). Vielmehr werden Besessenheits- und Trancerituale in einigen Kulturen gezielt zur Heilung psychisch kranker Menschen eingesetzt.

Es kann festgehalten werden, dass schizophrene Erkrankungen weltweit mit Klassifikationssystemen wie dem DSM oder der ICD erfasst werden können. Eine Besonderheit der Störung aus dem schizophrenen Formenkreis ist jedoch, dass sich sowohl Wahninhalte als auch die Auftretenshäufigkeit einzelner Symptome über Kulturen hinweg systematisch unterscheiden. Sie spiegeln die besonderen Leitbilder und Ängste der Kultur, in denen sie auftreten, wider. Wichtige Themenbereiche, innerhalb derer sich Wahninhalte abspielen, sind z. B. Politik, Religion, Magie, Erotik oder Abstammung, die dann kulturspezifisch ausgeformt werden.

Merke: Wahn im Kulturvergleich

Die Art des Wahns unterscheidet sich systematisch über Kulturen hinweg. So tritt der Größenwahn in individualistischen Gesellschaften häufiger auf als in kollektivistischen Gesellschaften. Je nach kultureller Prägung bezeichnet sich der Patient bei einem Größenwahn als Jesus, Buddha, Kaiser oder Präsident eines Landes. Länderspezifisch untersucht, fanden Studien in Japan besonders häufig Verleumdungswahn, während es in Shanghai politische Wahninhalte waren, die im Vordergrund standen. Der Verfolgungswahn trat kulturübergreifend am häufigsten auf.

Aufgrund der Komplexität des Störungsbildes empfiehlt sich an dieser Stelle der Einsatz von strukturierten Interviews wie *SKID* und *DIPS*, sowie des *Cultural Formulation Interviews* (vgl. Kapitel 3.3), um ein präzises Bild von der klinischen Symptomatik und den kulturspezifischen Ursachenzuschreibungen des Patienten zu erhalten. Auf dieses Weise wird die Wahrscheinlichkeit von Fehldiagnosen signifikant verringert.

3.5 Intelligenzdiagnostik

Obwohl die Gestaltung der Schullaufbahn in Deutschland so stark wie in keinem anderen Land den späteren sozioökonomischen Status voraussagt, sind Fehlbeurteilungen bei der Intelligenzdiagnostik von Kindern mit Migrationshintergrund ein häufiges Phänomen (Schepker, Toker & Eberding, 2005).

Ein Problem, das dem zugrunde liegt, ist die eingeschränkte Generalisierbarkeit von Tests aufgrund von Eichstichproben. Ein weiteres ist die Annahme, sprachungebundene Testverfahren wie z. B. die Standard Progressive Matrizes (SPM) seien gleichzeitig kulturfrei und somit „kulturfair". Jedoch auch Fertigkeiten wie mentale Rotation oder Musterergänzung sind Kulturtechniken, die im Laufe der Entwicklung erlernt werden (Schepker & Toker, 2009). Auf welche Techniken und Fähigkeiten jedoch Wert gelegt wird bzw. welche im Alltag eines Menschen notwendig sind und daher von den Eltern vermittelt werden, variiert zwischen den Kulturen. Hinzu kommen sozioökonomische Einflussfaktoren, denen bei der Beurteilung der Testwerte nicht Rechnung getragen wird, obwohl Untersuchungen wiederholt gezeigt haben, dass die soziale Schichtzugehörigkeit die großen Abweichungen der IQ-Werte erklärt (Schepker & Toker, 2009). Untersuchungen zeigen, dass Migrantenkinder, die weniger als zwei Jahre in Deutschland leben, bei Testverfahren wie dem WISC-R (entsprechend dem HAWIK-R) immer wieder als lernbehindert eingeschätzt werden, wo diese nach türkischen Normen ein durchschnittliches Ergebnis erzielt hätten.

Schepker und Toker (2009) empfehlen als alternatives Testverfahren den *Snijders-Oomen Non-verbalen Intelligenztest – Revised* (SON-R 2½-7; Tellegen, Laros & Petermann, 2007). Dies ist ein Testverfahren, das ursprünglich für gehörlose Kinder entwickelt wurde und sich für den Einsatz bei Kindern mit Migrationshintergrund ebenfalls sehr gut eignet. Der Test kann ohne gesprochene oder geschriebene Sprache durchgeführt werden und enthält Subtests zu abstraktem, konkretem und räumlichem Denken sowie einen Perzeptionstest.

Beispiel für den Subtest „Mosaike“ aus dem Bereich räumliches Denken
Ein Handlungstest, bei dem verschiedene vorgegebene Mosaikmuster mit kleinen Quadraten nachgelegt werden müssen. Die Quadrate haben hierbei unterschiedliche Formen und Farben. Mit zunehmendem Schwierigkeitsgrad erhöht sich der Typ der angebotenen Quadrate, das Maß der Asymmetrie der nachzulegenden Mosaikmuster sowie die Zahl der Grenzüberschreitungen innerhalb eines Musters.

3.6 Computergestützte Testdiagnostik

Diagnostiktools für verschiedene Sprachen und für Analphabeten

Eine hilfreiche Anwendung bei der Diagnostik von Analphabeten oder in der Arbeit mit Patienten, bei denen ein Sprachmittler hinzugezogen werden muss, ist das MultiCASI (Knaevelsrud & Müller, 2008). Hierbei handelt es sich um ein computergestütztes Diagnostiktool, das die Erhebung standardisierter Fragebögen in verschiedenen Sprachen und bei Analphabeten erlaubt. Das Programm ermöglicht die Eingabe verschiedenster Sprachen. Die Diagnostikfragen werden in der jeweiligen Muttersprache akustisch hinterlegt und können vom Patienten über einen Touchscreen bedient werden. Alle Daten werden im Anschluss automatisch in ein Datenverarbeitungsprogramm (z. B. SPSS) exportiert.

Vorteile des Programms sind, dass durch den Wegfall des Sprachmittlers standardisiert und zeitökonomisch vorgegangen werden kann und zudem leichter sensible Themen abgefragt werden können, die im Beisein des Therapeuten oder Sprachmittlers durch soziale Erwünschtheit möglicherweise verzerrt beantwortet werden.

3.7 Mögliche verzerrende Einflüsse auf den diagnostischen Prozess

Tabelle 5 führt Einflussfaktoren auf, die im interkulturellen Setting zu Fehleinschätzungen führen können.

Tabelle 5: Einflussfaktoren, die im interkulturellen Setting zu Fehleinschätzungen führen können

Aufseiten des Patienten	Beispiel
Aggravation, Simulation	Symptome werden vorgetäuscht, um ein bestimmtes Ziel zu erreichen (finanzielle Anreize, Mitgefühl, Aufenthaltstitel).
Scham, Tabu	Vor dem Hintergrund einer kulturellen Norm werden bestimmte Themen (z. B. sexueller Missbrauch oder auch schwere psychische Störungen) bei bestimmten Personen (auch auf direkte Nachfrage) nicht angesprochen.
Kulturspezifische Krankheitskonzepte oder Leidensbegriffe	In der Kultur eines Patienten werden psychische Beschwerden auf somatischer Ebene geäußert oder auf diese Weise verbalisiert („Mein Leber brennt.").
Soziale Erwünschtheit	Patient möchte dem Behandler, der als Autorität betrachtet wird, nicht unangenehm auffallen und bejaht Nachfragen nach bestimmten Symptomen.
Sprachliche Verständigungsschwierigkeiten	Patient berichtet in sehr vereinfachter Form seine Symptomatik, was dazu führt, dass diagnoserelevante Informationen keine Erwähnung finden.
Aufseiten des Behandlers	**Beispiel**
Halo-Effekt	Die Kontextinformation (z. B. Hautfarbe, Auftreten o. Ä.) beeinflusst die Diagnosestellung negativ, z. B. eine Depression wird bei einer freundlich lächelnden asiatischen Patientin übersehen.
Rückschluss aufgrund eines singulären Phänomens anstatt Beachtung der Symptom-, Zeit- und Verlaufskriterien der Störung	Patient berichtet, verwunschen zu sein (was seinem kulturspezifischen Erklärungsmodell entspricht) und wird als psychotisch diagnostiziert.
Erwartungen	Behandler erwartet bei einer muslimischen Jugendlichen, die in zweiter Migrantengeneration in Deutschland lebt, Unzufriedenheit mit dem traditionellen Familienbegriff und führt eine Depression auf diese Lebensumstände zurück.
Kulturalisierung eines psychischen Problems aufgrund mangelnden kulturspezifischen Wissens	Psychotischer Patient berichtet, verhext zu sein und wird nicht als psychotisch diagnostiziert, sondern es wird auf seine kulturspezifischen Erklärungsmodelle attribuiert.
Fehlinterpretation klinisch relevanter Symptome als kulturspezifisches Phänomen	Patient berichtet von anhaltenden Schmerzen am ganzen Körper und wird mit dem „Bosporus-Syndrom" oder einer „türkischen Depression" anstatt einer Somatisierungsstörung diagnostiziert.

4 Behandlung

Die Grundprinzipien einer Psychotherapie, z. B. der Verhaltenstherapie, bezüglich Motivation und offener Grundhaltung, Informationen zur Verhaltens- und Bedingungsanalyse sowie der Definition von Zielen gelten vergleichbar auch bei der kultursensitiven Psychotherapie.

Insbesondere Migranten aus kollektivistisch orientierten Gesellschaften haben jedoch aufgrund ihres Krankheitsverständnisses und ihrer Krankheitsverarbeitung nicht selten andere Vorstellungen und Erwartungen an die Psychotherapie als Menschen aus der westlichen Welt. Auf diese Besonderheiten und wie diese in der Therapie adressiert werden können, wird in dem folgenden Kapitel eingegangen.

4.1 Kulturspezifische Besonderheiten, die in der Behandlung berücksichtigt werden sollten

Dem psychotherapeutischen Gespräch kommt bei der Behandlung psychischer Erkrankungen eine zentrale Bedeutung zu. Patienten anderer Kulturen kommen möglicherweise mit anderen Erwartungen als einheimische Patienten in ein Erstgespräch. Diese zu kennen und im Rahmen des Möglichen darauf einzugehen, ist essenziell, um eine gute Ausgangsbasis für die Behandlung zu schaffen.

4.1.1 Rolle des Familiensystems

Fallbeispiel:

Eine vietnamesische Patientin hat sich telefonisch zum Erstgespräch angemeldet. Beim ersten Termin möchte die Therapeutin die Patientin aus dem Wartezimmer abholen und mit ihr sitzen dort sechs weitere Personen, die sich als Familienangehörige vorstellen. Als die Therapeutin mit der Patientin ins Behandlungszimmer gehen möchte, folgen die anderen Personen unaufgefordert.

Die Familie einbeziehen

Es ist zu empfehlen, zuerst einmal alle anwesenden Angehörigen mit in das Behandlungszimmer zu nehmen und diese erste Sitzung mit der Familie zu gestalten, wenn das Setting auch ungewohnt sein mag. An dieser Stelle muss berücksichtigt werden, dass sich soziozentrisch orientierte Menschen als Teil eines sozialen Systems erleben und in diesem System denken, fühlen und handeln. Die Lebenswirklichkeit ist in der Familie immer mit den

„anderen“ verbunden; der „kollektive Gedanke“ überwiegt und beeinflusst das Denken und Handeln. Konzepte über das „Ich“ sind nicht wie im westlichen Denken individualistisch ausgerichtet. Aus diesem Grund kann das in unserem Kulturkreis übliche Eins-zu-eins-Setting für diese Patientin befremdlich oder auch verunsichernd wirken und den Aufbau einer therapeutischen Beziehung behindern.

Es kann verschiedene Gründe geben, warum Familiengehörige eine Patientin zum Erstgespräch begleiten und die Therapeutin sollte herausfinden, welche Gründe im konkreten Fall vorliegen. Häufige Motive sind:

- Neugier und Interesse bei Unwissenheit,
- Skepsis bis hin zu Misstrauen,
- Unterstützung der Patientin, die sich allein unsicher fühlen würde.

Im Erstgespräch kann aufseiten der Behandlerin geklärt werden, welche Beweggründe die Angehörigen für ihr Kommen hatten, aber auch welche Stellung die Patientin innerhalb der Familie hat, welche Krankheitserklärungen und welche Heilungserwartungen vorliegen. In solch einer Sitzung hat zudem die Behandlerin die Gelegenheit, sich vorzustellen und das eigene Behandlungsverständnis zu erklären, um eine Basis zu schaffen, auf der dann in den Folgesitzungen weitergearbeitet werden kann. Ziel ist nicht die dauerhafte Anwesenheit der Angehörigen in der Therapiesitzung, sondern es kann in den Folgesitzungen selbstverständlich zu einem in der Verhaltenstherapie üblichen Eins-zu-eins-Setting übergegangen werden. Es sollte jedoch die Zeit investiert werden, den Patienten die Gründe für dieses Setting zu vermitteln, um Vertrauen aufzubauen.

Zusammenhang zwischen Kultur und Gesprächskultur

Merke: Kultur und Gesprächskultur

Günstig für die Behandlung ist, wie bei allen Patienten, eine gute Beziehung zwischen Patient und Behandler. Bei kollektivistisch geprägten Migranten kann eingangs die Herstellung *eines guten Klimas* wichtiger als die Anamnese oder Bearbeitung von Konflikten sein. Im Gespräch mit dem Therapeuten kann sich das darin äußern, dass die Patienten indirekt, bildhaft, emotional, persönlich gefärbt oder durch *Nebenerzählungen* über sich und ihre Konflikte sprechen. Sachthemen können eher „nebenbei“ und indirekt besprochen werden. In der Person des Therapeuten werden Eigenschaften wie Verständnis, Geduld, Respekt, Höflichkeit, Aufmerksamkeit, Freundlichkeit und Offenheit unter Umständen mehr geschätzt als Fachwissen. Bei der Anamnese erzählen Menschen aus orientalisch-patriarchalischen Gesellschaften die Ereignisse nicht chronologisch und nicht individuell an ein bestimmtes Punktereignis gebunden, sondern immer im Zusammenhang mit dem Kollektiv, das heißt, es wird auf Vorfahren eingegangen und über die Familie und Stammesstrukturen etc. referiert.

4.1.2 Rolle von Erwartungen

Kultursensitive Psychoedukation

Ein wichtiges Behandlungsmodul ist die Psychoedukation als ein notwendiger Bestandteil der Therapie. Die Edukation soll dem Patienten ermöglichen, seine Erkrankung besser zu verstehen und den Sinn einer Psychotherapie nachvollziehen zu können. Sie soll im Wesentlichen verdeutlichen, dass körperliche und psychische Prozesse zusammenhängen. Sie soll zudem geeignet sein, die Selbstwirksamkeitsüberzeugungen zu stärken.

Bei Patienten aus anderen Kulturkreisen kann dieses Modul auch deshalb bedeutsam sein, da andere Erklärungsansätze für psychische Beschwerden vorherrschen und damit auch andere Erwartungen an den Behandler und die Interventionsmethoden einhergehen. Diese zu verstehen und in die Psychoedukation einzubinden, ist für die therapeutische Beziehung und den weiteren Behandlungsverlauf essenziell. Hinzu kommt, dass das Konzept von Psychotherapie als solches ein sehr westliches ist und viele Patienten mit Erwartungen in die Behandlung kommen, die nicht dem westlichen Ansatz von Psychotherapie entsprechen. So werden Menschen mit einer somatischen oder übernatürlichen Ursachenzuschreibung nicht nachvollziehen können, warum der Therapeut ihnen Selbstbeobachtungsprotokolle als Hausaufgabe mitgibt oder mittels ABC-Technik an den Kognitionen des Patienten arbeiten möchte.

Tabelle 6 stellt die unterschiedlichen Vorstellungen von einer Behandlung von Klienten aus traditionellen und westlichen Gesellschaften exemplarisch gegenüber.

Tabelle 6: Differierende Vorstellungen von einer Behandlung psychischer Probleme

Traditionelle Gesellschaften	Westliche Gesellschaften
– Psychische Probleme unterliegen dem Schicksal – Heiler kennt das Problem und die Behandlungsmethode	– Psychische Probleme sind erworben und können aktiv bearbeitet werden – Patient definiert das Problem und das Ziel der Behandlung
Zur Lösung der Probleme bedarf es: – Unterstützung aus Familie und Gemeinschaft – Selbstwert wiedergewinnen, Reinigungsrituale – Selbstkontrolle und Disziplin üben	Zur Lösung der Probleme bedarf es: – Praktischer Hilfe – Information – Realitätstestung – Konfrontation – Problemlösen

Diese Vorstellungen und Erwartungen gehen auch einher mit einem unterschiedlichen Selbstverständnis von traditionellen Heilern im Vergleich zu westlichen Ärzten oder Psychotherapeuten (vgl. Tabelle 7).

Tabelle 7: Differierendes Selbstverständnis von Heilern und Ärzten/Psychotherapeuten

Traditioneller Heiler	Westlicher Arzt/Psychotherapeut
– Berufsfindung als Initiation durch persönliche „Krise" – Selbstverständnis als Autorität oder Medium – Leiden wird als externale, somatische Störung (Schicksal) wahrgenommen – Krankheit wird „entfernt" – Ziel der Behandlung ist die soziale Harmonie	– Berufsfindung als individuelle Ausbildung – Selbstverständnis als professioneller Experte – Leiden wird als intrapsychischer Konflikt, als Entwicklungsstörung oder als dysfunktionales erlerntes Verhalten wahrgenommen – Ziel der Behandlung ist die Individuation und subjektive Harmonie

Eine weitere Konsequenz aus der Situation, dass Psychotherapie und Psychologie einen anderen Stellenwert haben als in unserem Kulturkreis, ist die Tatsache, dass Psychotherapeuten mit Ärzten gleichgesetzt werden, was ebenfalls die Behandlungserwartungen und die Rollenvorstellungen beeinflusst. So werden Ärzte (und damit auch die Therapeuten) als Autorität betrachtet, die Lösungen für Probleme verschreiben können. Aufgrund ihrer Profession werden sie als statushöher wahrgenommen und ihr Tun wird nicht hinterfragt. In einigen Kulturkreisen ist dieses Verhalten auch Ausdruck von Höflichkeit und Respekt gepaart mit dem Streben nach sozialer Harmonie. Diese Werte haben einen sehr hohen Stellenwert und müssen gegenüber anderen (und insbesondere gegenüber Autoritäten) unbedingt gewahrt werden. Von westlichen Behandlern wird dieses Verhalten nicht selten als passiv oder vermeidend oder gar abhängig fehlinterpretiert bzw. bewertet und stellt ein anschauliches Beispiel für die Bedeutsamkeit von interkultureller Kompetenz des Behandlers dar.

Zusammengefasst geht es in der kultursensitiven Psychoedukation also zusätzlich darum, zu klären, was Psychotherapie ist, welche Rollen Behandler und Patient zugeschrieben werden und wie in diesem Setting Heilung erfolgen kann. Bildungsniveau und kultureller Hintergrund der Patienten müssen dabei berücksichtigt werden.

4.1.3 Therapieziele und Motivation

Übereinstimmende Therapieziele sind maßgeblich für den Therapieerfolg

Wie die Therapieforschung zeigt, sind übereinstimmende Therapieziele zwischen Patient und Therapeut maßgeblich für den Therapieerfolg. Mit dem kulturellen Hintergrund können von Patienten formulierte Ziele jedoch stark variieren. Sofern diese nicht mit dem Behandlungsrational in Widerspruch stehen, sollten sie an den Bedürfnissen der Patienten entlang formuliert werden.

Fallbeispiel:

Eine kurdische Asylbewerberin berichtet im Erstgespräch, vor ihrer Flucht aus der Türkei von türkischen Soldaten vergewaltigt worden zu sein. Seitdem leide sie unter intensivem Wiedererleben, Alpträumen, sei sehr schreckhaft, könne sich auf nichts konzentrieren, weine viel und hätte auch schon Suizidgedanken gehabt. Bei der Definition der Therapieziele gibt sie an, die einzige Motivation, sich in einer Therapie ihren Problemen zu stellen, sei der Wunsch, eine gute Hausfrau und Mutter sein zu können, da sie nur so die Möglichkeit erlange, wieder ihren Platz im Leben einzunehmen. Ihr Ehemann dürfe auf keinen Fall von der Behandlung und der Vergewaltigung erfahren, da er dann gezwungen sei, sie zu verlassen.

Fallbeispiel:

Eine somalische Patientin berichtet, wie sie als Jugendliche von Rebellen verschleppt und mehrfach vergewaltigt worden sei. Nachdem sich die Qualen in der Hand der Rebellen mehrere Tage hingezogen hatten, hätte sie sich gewünscht, zu sterben und habe damit ihren Frieden geschlossen. Als die Rebellen sie dann vor die Wahl stellten, sie solle einen von ihnen heiraten oder man würde ihre Eltern erschießen, habe sie sehr große Angst befallen. Sie habe sich Sorgen um ihre Geschwister gemacht, da es niemanden gebe, der sie versorge, wenn sie und die Eltern nicht mehr am Leben wären. In der Traumabehandlung erwies sich die angedrohte Erschießung der Eltern schließlich als gravierender als das Leid, dass ihr selbst angetan worden war. Auch als Therapieziel formulierte sie den Wunsch, die PTBS zu überwinden, um für ihre Familie in Somalia sorgen zu können.

Übereinstimmende Therapieziele tragen zur Therapiemotivation und positiven Behandlungserwartung bei. Als Therapeut sollte man darauf achten, die therapeutischen Ziele gemäß den kulturellen Hintergründen der Patienten zu definieren. Ziele wie Selbstverwirklichung und Individualisierung im westlichen Sinne können für kollektivistisch geprägte Menschen unter Umständen keine Relevanz haben bzw. für ihre Position innerhalb des Kollektivs sogar schädlich sein.

4.1.4 Einsatz von Sprachmittlern

In der kultursensitiven Psychotherapie kann es bei einigen Patienten angezeigt sein, einen Sprachmittler hinzuzuziehen. Hier gilt es, das sonst übliche Setting einer Eins-zu-eins-Konstellation aufzubrechen zugunsten einer Triade. Während einige Autoren eine möglichst vollkommene Abstinenz des Sprachmittlers postulieren (quasi in der Rolle einer „Telefonleitung"), kommt die Mehrheit der Autoren und der im Feld praktizierenden Therapeuten zu dem Schluss, dass der Sprachmittler durchaus Einfluss auf den

Therapieprozess nimmt und dies berücksichtigt und auch genutzt werden sollte (Haenel, 1997). Hierbei sollte auch berücksichtigt werden, dass die Inhalte der Therapie auch ihre Wirkung auf den Sprachmittler haben, dieser jedoch während der Sitzung keine Gelegenheit hat, dies mitzuteilen. Nur wenn sich im Gespräch kulturspezifische Bedeutungen ergeben, die linguistisch nicht übertragbar sind oder in der Zielsprache nicht im gleichen Sinne verstanden werden können, sollten Sprachmittler das Gespräch unterbrechen und darauf hinweisen, um die Situation aufzulösen. Um von der Erlebensperspektive des Sprachmittlers zu profitieren, vor allem jedoch auch, um diesen vor Überforderung oder gar Burnout zu schützen, sollten Therapiesitzungen mit dem Sprachmittler immer für ein paar Minuten vor- und nachbesprochen werden und es sollte die Möglichkeit einer eigenen Supervision für Sprachmittler geben.

Fachliche Begleitung der Sprachmittler

Die sprachliche Vermittlung benötigt eine Zeitspanne, die der Sprachmittler jeweils zum Übersetzen braucht. Dies kann den Nachteil haben, dass auf spontane Emotionen oder Verhaltensweisen nicht immer genauso unmittelbar reagiert werden kann wie im Eins-zu-eins-Setting, wenngleich sehr viel Information auf der nonverbalen Ebene trotzdem transportiert wird. Für den Behandler kann es jedoch auch den Vorteil haben, diese Zeitspanne zu eigenen Überlegungen und Gedanken über Interventionsmöglichkeiten zu nutzen (Westermeyer, 1990).

In jüngerer Zeit ist im klinischen Setting immer häufiger die Rede von *Sprach-* und *Kultur*mittlern. Dieser Begriff berücksichtigt den Umstand, dass die Mehrheit der Sprachmittler eine weitere Kompetenz, nämlich die Kenntnis der beiden Kulturen, in deren Sprachen die Therapie stattfindet, mitbringt. Der Terminus erkennt an, dass Dolmetschende sowohl den linguistischen als auch den kulturellen Sinn einer Botschaft übertragen können müssen, damit interkulturelle Kommunikation zwischen den Parteien gelingen kann. Tabelle 8 fasst zentrale Regeln für den Einsatz von Sprachmittlern in der Therapie zusammen.

Eine konkrete Schwierigkeit besteht darin, dass der aufwendige Einsatz von Sprachmittlern bislang in der Regel nicht von Krankenkassen übernommen wird und somit oft andere lokal verfügbare Möglichkeiten der Finanzierung gefunden werden müssen (z.B. Sozialamt, Kinder- und Jugendhilfegesetz, Dolmetscherpools in Kliniken). Möglicherweise werden hier aber – gerade im Zusammenhang mit vermehrtem Psychotherapiebedarf von Flüchtlingen – in der Zukunft neue Möglichkeiten geschaffen.

Es gibt in den letzten Jahren eine Reihe an Schulungsangeboten für Sprach- und Kulturmittler, in denen die dargestellten Kompetenzen vermittelt werden. Der Nachweis über ein solches Training ist im klinischen Setting in der Regel bedeutsamer als das Gütesiegel eines beeidigten Dolmetschers, weil Sprachmittler dort gezielt auf die Anforderungen dieses Einsatzbereiches vorbereitet werden.

Tabelle 8: Die wichtigsten Regeln beim Einsatz von Sprachmittlern in der Psychotherapie

Voraussetzungen	– Keine Freunde oder Familienangehörige als Sprachmittler – Gute Sprachkenntnisse des Sprachmittlers in beiden Sprachen – Sprachmittler sollten für den Einsatz im klinischen Umfeld speziell geschult werden – Psychische Belastbarkeit des Sprachmittlers – Kein Kontakt zwischen Sprachmittler und Patient außerhalb der Therapie – Möglichst gute Passung zwischen Sprachmittler und Patient (z. B. hinsichtlich Geschlecht, Religion und Ethnie) – Im Laufe einer Therapie möglichst durchgängig derselbe Sprachmittler – Wertschätzende und neutrale Haltung des Sprachmittlers gegenüber dem Patienten – Supervision auch des Sprachmittlers
Regeln für die Therapie	– Klärung der Rollen jedes Einzelnen zu Beginn der Therapie in der Sitzung (und ggf. auch wiederholt im Prozess) – Sitzanordnung in Form eines gleichschenkligen Dreiecks – Unterteilung der Redebeiträge in überschaubare Einheiten, um die genaue Übersetzung zu ermöglichen – Wortgenaue, kommentarlose und unparteiische Übersetzung, bei Berücksichtigung semantischer Verständlichkeit – Beispiel für die wörtliche Übersetzung aus dem Türkischen „Mir kommen die Geister" wäre richtig übersetzt mit: „Ich bin aufgeregt" – Keine Gespräche zwischen Dolmetscher und Patient bzw. Therapeut und Patient ohne Übersetzung. Jede Äußerung wird übersetzt – Übersetzung erfolgt simultan und in der wörtlichen Rede – Vor- und Nachgespräche mit dem Sprachmittler

Auf eine gute Passung mit dem Klienten achten

Gerade im medizinisch-psychosozialen Bereich müssen die Sprachmittler ausreichende terminologische Kenntnisse in beiden Sprachen besitzen bzw. geschult werden, auch mit klinisch-relevanten psychischen Symptomen oder spezifischen Verhaltensweisen angemessen umgehen zu können.

4.2 Kultursensitive Behandlung im Überblick

Tabelle 9 gibt einen Überblick, wie das Behandlungssetting bei Menschen aus anderen Kulturen erweitert werden kann. Die aufgeführten Themen sind exemplarisch zu verstehen und lassen sich je nach Individuum und Kultur einschränken bzw. erweitern.

Tabelle 9: Kultursensitives Behandlungssetting

Erstuntersuchung	– Aufgrund einer *unterschiedlichen Erzählstruktur* und möglicher Kommunikationsprobleme kann die Erstuntersuchung längere Zeit beanspruchen. Die Fixierung auf körperliche Beschwerden ist möglich, weist jedoch nicht per se auf eine Somatisierungsstörung hin. – Sollten *Sprachmittler* notwendig sein, so müssen diese geschult und mit dem Therapiesetting vertraut sein.
Krankheits- und biografische Anamnese	– Die Umstände des ersten Auftretens bzw. einer Aggravation der Beschwerden unter Berücksichtigung der individuellen und der kollektiven Biografie sind zu erheben. Dabei sollte auf *spezifische migrationsbezogene und kulturelle Aspekte* eingegangen werden, wie z. B. Ausgrenzungserfahrungen aufgrund ethnischer und/oder religiöser Zugehörigkeit im Herkunftsland, Migrationsgeschichte, Kultur- und Generationskonflikte etc. – Vom mitteleuropäischen Verständnis *abweichende Vorstellungen*, was die Anatomie und Funktionsweise des eigenen Körpers sowie die Ursachenzuschreibung von Beschwerden betrifft (Magie, Fluch, Bestrafung etc.), sind zu erwarten, sollten aber auch als eine Ressource betrachtet und integriert werden.
Patient-Therapeut-Beziehung	– Es ist ein *wechselseitiges Verstehen* in der therapeutischen Situation notwendig, um kulturell geprägte Kognitionen mit unterschiedlichen emotionalen Reaktionen und Verhaltensweisen zu erkennen und entsprechende Veränderungen zu ermöglichen. Die kulturelle Dimension der Interaktion erfordert eine *Reflexivität* hinsichtlich der eigenen kulturellen Herkunft und Gebundenheit. – Eine *vertrauensvolle Beziehung* zu gestalten, bedeutet vor allem, die Beschwerden des Patienten zu akzeptieren. Patienten aus familienorientieren Gesellschaften betrachten den Arzt (auch der klinische Psychologe wird als Arzt/„Doktor" gesehen) traditionell als väterlichen Freund der Familie. Er stellt eine Autoritätsperson dar, die einen aktiven, wissenden und beratenden Umgang mit dem Patienten und seiner Familie pflegt. Diese kulturelle Rollenübertragung sollte bedingt angenommen werden, um die Patienten nicht zu verunsichern. – Eine Fähigkeit im Rahmen interkultureller Kompetenz ist die Fähigkeit des Therapeuten, mit Wissenslücken bezüglich kultureller Spezifika der Patienten offen umzugehen. Diese Fähigkeit wird als *proaktiver Umgang mit Nicht-Wissen* bezeichnet. Untersuchungen zeigen, dass Patienten es honorieren, wenn der Behandler solche Wissenslücken zugibt und nachfragt; der Behandler zeigt dadurch Interesse an den für die Patienten wichtigen kulturellen Merkmalen und die Patienten rücken an dieser Stelle in die Rolle des Experten.
Familienanamnese	Zu klären sind *Beziehung und Struktur der Kernfamilie* (mögliche Generationskonflikte, Werteveränderung der nachfolgenden Generationen, Heirat, traditionelles Familienbild etc.) sowie der Großfamilie (eventuelle Verpflichtungen gegenüber der Großfamilie in Deutschland oder im Herkunftsland), ferner die Form der Heirat, ob traditionell, freiwillig oder Zwangsverheiratung sowie aktuelle Vorgänge in der Familie.

Behandlungs- und Erklärungs-modell	– Es gilt, gemeinsam mit den Patienten ein Behandlungs- und Erklärungsmodell zu entwickeln, das an das jeweilige Bildungsniveau und kulturelle Verständnis anschließen kann. Für Patienten aus familienorientierten Gesellschaften mag dies ungewohnt sein; sie erwarten eher, dass der Therapeut nach der ersten Untersuchungsstunde ein vollständiges Erklärungsmodell liefert, wie sie es von traditionellen Heilern kennen. Daher ist es notwendig, den Patienten bereits frühzeitig die *Sinnhaftigkeit einer für sie ungewohnten Behandlungsstrategie* zu erklären.
Psychoedukation	– Ein weiteres Behandlungsmodul ist die Psychoedukation als ein notwendiger Bestandteil der Therapie. Sie soll geeignet sein, das *Konzept einer Psychotherapie zu verstehen* und die *Selbstwirksamkeitsüberzeugungen zu stärken.* Dies kann auch den Einsatz von Medien wie Selbsthilfebroschüren und Videos in der Muttersprache der Patienten umfassen. Die Edukation soll den Patienten im Wesentlichen verdeutlichen, dass körperliche und psychische Prozesse zusammenhängen. Außerdem können *positive Erwartungen* an den Verlauf einer Psychotherapie aufgebaut werden; ggf. sind Videos erfolgreich behandelter Patienten mit ähnlichem kulturellen Hintergrund wie beim Patienten hierzu hilfreich. Die kulturspezifischen Aspekte und das Bildungsniveau der Patienten müssen dabei berücksichtigt werden.
Traditionelle Heilmethoden	– Der Glaube an die *Existenz von Geisterwesen, Magie, Heilungsgesang, Religiosität und Spiritualität*, die einige Patienten aus ihrem Herkunftsland mitgebracht haben und auch im Aufnahmeland praktizieren, können als mögliche Ressourcen und Techniken der Verhaltensveränderung berücksichtigt werden. – Die Grundprinzipien einer Psychotherapie werden jedoch beibehalten.
Einsatz kognitiver Methoden	– Kognitive Strategien sind zu entwickeln, um *dysfunktionale Gedanken innerhalb des kulturellen Kontextes* zu identifizieren und zu bearbeiten.
Soziale Aktivitäten	– Diese Maßnahmen bieten Möglichkeiten, das *soziale Unterstützungsnetzwerk* (Familie, Vereine, Bekannte etc.) zu *stärken* und somit *soziale Kompetenz und selbstsicheres Verhalten der Patienten zu fördern.* Wichtig ist eine Einbeziehung der Familie in die Planung, wenn es um Veränderungen und Verhalten der Familie geht.

4.3 Ausgewählte Krankheitsbilder

Im Hinblick auf die Psychotherapie werden im Weiteren einige ausgewählte Krankheitsbilder kurz vorgestellt und es wird auf kulturspezifische Aspekte in diesem Zusammenhang hingewiesen.

4.3.1 Schizophrenie

Symptompräsentation variiert zwischen Kulturen

Bei der Behandlung von Menschen aus kollektivistischen Kulturen mit einer Schizophrenie sind u. a. verminderte Einsichtsfähigkeit, Affektabflachung, akustische Halluzinationen, wahnhaftes Erleben und das Gefühl, kontrolliert zu werden, zu beobachten. In traditionellen Kulturen ist häufiger als in der westlichen Welt der katatone und weniger der paranoide Typus anzutreffen. Sprachstörungen zeigen erhebliche kulturelle Unterschiede. Akustische Halluzinationen sind in allen Kulturen am häufigsten, optische relativ häufiger in Afrika und Asien als z. B. in Europa.

Die Unterscheidung von wahnartigen kulturbedingten Überzeugungen und Glaubensinhalten, bestimmten Formen dissoziativer Zustände und einem manifesten Wahn ist oft sehr schwer. Das Verständnis von Wahnphänomenen im Sinne eines Kontinuumsmodells anstatt eines dichotomen Merkmals, wie es in jüngster Zeit in der klinischen Psychologie entwickelt wurde, ist hier hilfreich. Die Kultur beeinflusst die Form der Wahnthematik durch die internalisierten Symbolsysteme.

Merke: Wahn und Kultur

Es existiert eine Vielzahl kultureller Ausdrucksvarianten des Wahnerlebens. In traditionellen Kulturen vermischen sich die Grenzen zwischen Realität und Vorstellung leicht und so ist die Unterscheidung zwischen wahnartigen kulturbedingten Überzeugungen und Glaubensinhalten und manifestem Wahn oft schwer zu unterscheiden. Dies bedeutet, dass Kultur und Religionen die Gestaltung der Wahnthematik und ihre Symptomatik beeinflussen können. Systematisierte Wahnphänomene finden sich vorrangig bei kognitiv differenzierten Personen. Soziokulturelle Veränderungen gehen mit einem Wandel der Wahnthemen einher.

Bei der Behandlung von Schizophrenieerkrankten mit einem Migrationshintergrund ist, wie in Kapitel 3 erläutert, zunächst eine gute Diagnostik notwendig, um die entsprechende Behandlungsstrategie und -ziele festlegen zu können. Neben der Psychotherapie sollte die soziale Betreuung (Einbindung des sozialen Umfeldes und der Familie) gewährleistet sein und gegebenenfalls eine Psychopharmakotherapie eingeleitet werden. Bei der Psychopharmakotherapie ist darauf zu achten, dass einige Patienten aus traditionellen Kulturen eine starke Affinität zu Medikamenten haben, was zu häufigem Medikamentenwechsel nach wenigen Tagen führen oder in eine Abhängigkeit münden kann. Daher ist im Falle einer medikamentösen Behandlung eine engmaschige Betreuung zu empfehlen (Machleidt & Calliess, 2008).

International gibt es die Empfehlung, psychosekranke Patienten in die bestehenden Strukturen des psychiatrisch-psychotherapeutischen Versorgungssystems zu integrieren und die bestehenden Dienste allgemein zugänglich zu machen (Machleidt & Gül, 2010). Die Integration von psychosekranken Migranten in die gemeindepsychiatrischen Regelversorgungssysteme ist notwendig und zielführend. Für eine erfolgreiche Therapie müssen die besonderen persönlichen und kulturellen Behandlungserfordernisse berücksichtigt werden. Traditionelle Behandlungsansätze, wie z. B. die Einbeziehung von Religion und Spiritualität (Kizilhan, 2014), sollten im Rahmen integrativer Therapiekonzepte nicht ausgeschlossen werden.

In den „Sonnenberger Leitlinien" sind die qualitativen Standards für interkulturelle Behandlungen störungsspezifisch formuliert (Machleidt & Gül, 2010; vgl. Kasten).

Psychotherapeutische Maßnahmen bei Migrantinnen und Migranten mit einer Schizophrenie

- Der Kultur angepasste Psychoedukation mit dem Ziel der Information über die Erkrankung, Stabilisierung des Selbstwerts, Risikofaktoren für Rückfälle erkennen, Aufbau einer situationsangemessenen Selbstwirksamkeitserwartung, Erarbeitung eines Krisenplans, der den Betroffenen bei Anzeichen eines Rückfalls frühzeitig helfen soll.
- Selbstsicherheitstraining/Training sozialer Kompetenzen und Fertigkeiten/Kommunikationstraining.
- Einbeziehung von Familienmitgliedern: Für die Wiedereingliederung in das Alltagsleben und die Rückfallprävention ist bei Menschen aus traditionellen Gesellschaften, vor allem bei Schizophrenen, die Einbeziehung von Familienmitgliedern sehr wichtig.
- Soziotherapeutische Hilfsmaßnahmen (Case-Management, Strukturierung des Tagesablaufs, Betreuung etc.).
- Strukturierung des Tagesablaufs.
- Rehabilitative Maßnahmen.

Fallbeispiel:

Fehleinschätzungen in der Diagnostik häufig

Ein 46-jähriger Kongolese stellt sich auf Anraten des Hausarztes in der Ambulanz vor. Auftrag ist die ambulante Behandlung einer Schizophrenie. Der Patient berichtet im Erstkontakt von Wichteln, die regelmäßig nachts um sein Bett liefen und unter denen er sehr leide. Er könne dann nicht schlafen und fühle sich bedroht. Im Anschluss an das strukturierte diagnostische Interview ergibt sich zur Abklärung des kulturellen Kontextes der Symptomatik in der Probatorik der folgende Dialog:

Th.: Sie sagen, Sie fühlen sich von Wichteln bedroht. Können Sie das bitte näher beschreiben?

Pat.: Ja, die Wichtel kommen immer nachts und laufen dann um mein Bett. Ich habe Angst vor ihnen. Sie sind ein Zeichen dafür, dass ich verflucht bin.

Pat.: Sind die Wichtel auch am Tage da?

Pat.: Nein, am Tage sind sie nicht da. Aber ich denke viel an sie.

Th.: Woher wissen Sie, dass die Wichtel ein Zeichen für einen Fluch sind, der auf Ihnen liegt?

Pat.: Bei uns im Kongo ist das so. Wenn man verflucht ist, kommen die Wichtel. Sie sind klein und böse und gehässig.

Th.: Wer hat Sie verflucht? Und warum liegt ein Fluch auf Ihnen?

Pat.: Ich bin im Unreinen mit den Ahnen. Daher kommt der Fluch.

Th.: Können Sie das bitte näher erklären? Inwiefern sind Sie im Unreinen mit den Ahnen?

Pat.: Mein Vater war ein angesehener Mann im Kongo. Er war Medizinmann. Er hat mir immer gesagt, ich solle bei den Dingen, die ich tue, meine Kräfte zum Wohle unseres Landes einsetzen. Das habe ich auch immer getan. Ich habe studiert und habe in einer Bank gearbeitet. Ich habe auch für die Regierung gearbeitet, weil ich dachte, es wäre zum Wohle des Landes. Als ich merkte, wie korrupt und brutal das Mobutu-Regime ist, wollte ich dort aussteigen. Daraufhin hat man mich inhaftiert und gefoltert. Jetzt wurde ich entlassen und werde von der neuen Regierung als ehemaliger Kollaborateur des Regimes verfolgt. Darum bin ich geflohen. Ich bin froh, hier in Sicherheit zu sein, aber gleichzeitig leide ich unter dem Fluch. Ich habe meinem Vater auf dem Totenbett in die Hand versprochen, alles zum Wohle des Kongo zu tun. Wie soll ich denn jetzt den Auftrag meines Vaters erfüllen?

Th.: Würden die Wichtel wieder verschwinden, wenn Sie den Auftrag Ihres Vaters erfüllen würden?

Pat.: Ja, das glaube ich ganz sicher.

Die weitere Testdiagnostik ließ den Verdacht auf eine Schizophrenie ausschließen. Es wurden jedoch eine Posttraumatische Belastungsstörung und eine mittelgradige depressive Episode diagnostiziert. Als wichtigstes Therapieziel benannte er, „dass die Wichtel verschwinden sollen". Dieses Ziel wurde somit an den Beginn der Behandlung gestellt.

Th.: Müssen Sie im Kongo sein, um den Auftrag Ihres Vaters zu erfüllen?

Pat.: Das weiß ich nicht. Warum? Das verstehe ich nicht. Ich kann dorthin nicht zurück. Die sperren mich ein, sobald ich eingereist bin.

Th.: Wäre es auch möglich, von Deutschland aus etwas für den Kongo zu tun?

Pat.: Ich weiß nicht. Ja... vielleicht. Aber was sollte das sein? Ich kenne hier niemanden, ich kann die Sprache nicht, ich habe kein Geld und keine Arbeit. Und die Deutschen wissen wahrscheinlich nicht mal, wo der Kongo überhaupt liegt.

Th.: Das mag sein. Sie bringen aber auch ganz viele Fähigkeiten mit, die Sie im Moment nicht nutzen. Sie sagten, Sie haben studiert und als leitender Manager bei einer Bank gearbeitet? Was bringen Sie noch mit? Was können Sie gut? Was mögen Sie gern? Lassen Sie uns einmal gemeinsam sammeln.

In den folgenden Sitzungen wurden die Ressourcen des Patienten gesammelt. Der Patient entwickelte daraus die Idee, in Deutschland eine Organisation für Exilkongolesen zu gründen, die sich für die Demokratisierung des Kongo einsetze. Dies gelang ihm erfolgreich und die Wichtel blieben nach kurzer Zeit aus. Zusätzlich trug die Tätigkeit in dieser Organisation positiv zur Reduktion seiner depressiven Symptomatik und zur Integration in Deutschland bei, da er aktiv am Leben in seiner neuen Umgebung teilnahm. Im weiteren Therapieverlauf konnte die Posttraumatische Belastungsstörung erfolgreich bearbeitet werden.

Fazit:

Es ist unabdingbar, mögliche Hinweise auf schizophrene Störungen im kulturellen Kontext des Patienten zu betrachten, um Fehleinschätzungen vorzubeugen. In der Behandlung ist ein übernatürliches Erklärungsmodell für psychische Belastungen kein Ausschlusskriterium für eine erfolgreiche Verhaltenstherapie.

4.3.2 Angststörungen

Angststörungen gehören neben Depressionen zu den Störungen, die in der Symptompräsentation am stärksten von kulturellen Einflüssen beeinflusst werden, d. h. sich am stärksten über Kulturen hinweg variieren. Je nach Kultur können in einem Angstzustand Kognitionen geweckt werden, die nicht mehr der Realität zu entsprechen scheinen und sogar „Wahncharakter" annehmen können. Die Fehldiagnose einer paranoiden Psychose kann die Konsequenz sein. Bei vielen Kulturen sind jedoch die Beschäftigung mit böser Magie und Geistern und die Furcht vor diesen sehr ausgeprägt, ohne dass von einer pathologischen Verarbeitung ausgegangen werden muss. Gleichzeitig ist sie ein möglicher Ausdruck von Angst. Dementsprechend ist die richtige Einordnung der Angstsymptome als solche und nicht als inhaltliche Denkstörungen enorm wichtig für die Diagnose und Behandlung. So hat ein Patient z. B. große Angst bis hin zu Panikattacken, wenn er öffentliche Verkehrsmittel benutzt. Seine Erklärung für diese Symptomatik ist, vom „bösen Blick" heimgesucht worden zu sein.

Bei der Diagnostik der verschiedenen Ängste ist durch den Therapeuten zu überprüfen, ob die Ängste beispielsweise in Sanktionen und sozialen Normen begründet liegen oder ob klassische agoraphobische Befürchtungen ausschlaggebend sind.

> **Fallbeispiel:**
>
> Eine 18-jährige Patientin vermeidet eine Reihe an Aktivitäten, die andere Jugendliche ihres Alters selbstverständlich durchführen, wie Arztbesuche, Ausflüge, Partys oder Schwimmbadbesuche. Wird sie dazu eingeladen oder aufgefordert, beginnt sie stark zu schwitzen, es stellen sich Herzrasen und Schwindelgefühle ein. Bei der Familienanamnese zeigt sich, dass sie in einer traditionell orientierten marokkanischen Gastarbeiterfamilie aufgewachsen ist, in der Mädchen solche Aktivitäten untersagt sind, da sie Jungen oder Männern begegnen könnte. Sie selbst wünscht sich, daran teilnehmen zu können, fürchtet jedoch Sanktionen von der Familie.

Körperliche Beschwerden als Ausdrucksform von Angst

Im Weiteren kann die Angst in einigen Kulturen symbolisch mit einem Organ in Verbindung gebracht werden, zum Beispiel in China mit dem Herzen oder im Nahen Osten mit dem Bauch. Ebenso können im Zusammenhang mit Ängsten körperliche Beschwerden, Ohnmachtsanfälle, Lähmungen, Blockaden und andere Verhaltensweisen auftreten, die hypochondrisch und histrionisch anmuten. Das subjektive Leiden wird als Müdigkeit, Weinen, Hinken, Rücken-, Schulterschmerzen, Magen-, Leber- oder Herzbeschwerden etc. ausgedrückt; die Patienten zeigen sich als gebrochene, schwache Menschen.

> **Fallbeispiel:**
>
> Ein 44-jähriger türkischstämmiger Patient heiratete vor zehn Jahren eine in Deutschland lebende und aufgewachsene Türkin und migrierte nach Deutschland. Aufgrund der unterschiedlichen Sozialisation (Patient ist in einem türkischen Dorf geboren und aufgewachsen) und der patriarchalischen Vorstellungen des Patienten kommt es immer wieder zu Konflikten. Nach einem heftigen Streit mit der Ehefrau informieren die Nachbarn die Polizei. Als der Patient die Polizei vor seiner Wohnung sieht, bekommt er plötzlich einen Panikanfall und glaubt, zu sterben. Er wird notfallmäßig ins Krankenhaus gebracht. Mehrere somatische und neurologische Untersuchungen führen zu keinem Befund. Der Patient bekommt nun immer wieder Panikanfälle und geht seiner Arbeit nicht mehr nach. Er wird von der Ehefrau und einer anderen Verwandten rund um die Uhr versorgt. Der Patient ist kommunikativ eingeschränkt und spricht nur, wenn er gefragt wird. Erst durch eine muttersprachliche Behandlung in einer psychosomatischen Klinik berichtet er über seine Kränkung und das Gefühl der Demütigung, als die Polizei vor seiner Wohnung stand. Er habe sein „Gesicht verloren", da Fremde mitbekommen hätten, dass seine Frau nicht auf ihn höre. Er glaube, ein „schwacher Mann" zu sein.

Kulturelle Normen als Legitimation für Vermeidungsverhalten

In einigen Fällen werden von Patienten kulturelle Normen auch unbewusst als Legitimation für pathologisches Verhalten herangezogen. Dies ist in der Therapie mit deutschen Behandlern besonders problematisch, wenn diese sich an stereotypen Vorstellungen von einer Kultur orientieren und befürchten, mit dem Hinterfragen dieses vermeintlich kulturspezifischen Verhaltens etwas zu tun, das ihnen als Außenstehende nicht zusteht. Wie notwendig es sein kann, sich in die Erlebenswelt des Patienten hineinzuversetzen, verdeutlicht das folgende Fallbeispiel.

Fallbeispiel:

Eine Patientin mit libanesischem Migrationshintergrund, die seit 20 Jahren in Deutschland lebt, kommt mit Agoraphobie und Depression in die ambulante Therapie. In einer der ersten Sitzungen wirkt sie sehr abgespannt und müde. Auf Nachfrage berichtet sie, dass sie in der vergangenen Nacht, wie auch sonst häufig, bis in die frühen Morgenstunden ihre männlichen Verwandten bewirtet habe, die sich in ihrem Wohnzimmer versammelt hätten. Dies komme mehrmals in der Woche vor und sie hätte erst schlafen gehen können, nachdem alle Gäste gegangen seien. Schließlich sei es ihre Pflicht als gute Ehefrau und Hausfrau, alle bis zum Schluss gut zu versorgen. Zudem schlafe sie auf dem Sofa, auf dem die Gäste gesessen hätten. Sie sei stolz, diesen Aufgaben trotz ihrer Erkrankung noch nachkommen zu können. Gleichzeitig sei sie sehr erschöpft und fühle sich schwach. Sie könne aber ihren Ehemann und die anderen Familienmitglieder auf keinen Fall auf das Thema ansprechen, weil eine Frau das in ihrer Kultur nicht tue. Das würde einem Tabubruch gleichkommen. Auch gehe sie davon aus, dass ihr Ehemann dafür überhaupt kein Verständnis habe und deshalb auch nicht in die Therapie einbezogen werden dürfe.

Zur nächsten Sitzung bittet die Therapeutin die Patientin, ein Verhaltensexperiment in ihrem Freundeskreis durchzuführen und ihre libanesischen Freundinnen zu fragen, wie diese ihre Rolle als Hausfrau ausfüllen und was aus deren Sicht eine gute Hausfrau ausmache. Zur nächsten Sitzung kommt die Patientin mit der Aussage: „Die zeigen mir einen Vogel. Die sagen, ich übertreibe.“ Ab diesem Zeitpunkt in der Therapie ist es möglich, mit der Patientin ihren eigenen Anteil an der Situation zu beleuchten und es wird im sokratischen Dialog deutlich, dass die Rolle der Hausfrau zum selbstwerterhaltenden Moment für die Patientin geworden ist. Gleichzeitig nutzt sie diese Rolle und damit auch den kulturellen Hintergrund, um Vermeidungsverhalten zu legitimieren, das ihre Symptomatik aufrechterhält.

Im weiteren Verlauf ist sie in der Lage, den Ehemann auf die Problematik anzusprechen und es stellt sich heraus, dass dieser sehr zugänglich ist. Es werden gemeinsam Lösungen erarbeitet, die die Gastfreundschaft der Familie nicht infrage stellen und der Patientin ermöglichen, genügend Schlaf und Ruhezeiten zu erhalten.

Es kann vorkommen, dass Patienten einzelne Techniken oder Übungen zum Umgang oder Reduzierung der Angst ablehnen. Dies kann neben Vermeidungsverhalten, mangelndem Verständnis der Therapiemethode oder Angst vor einer Konfrontation auch als Ausdruck kultureller Inkompatibilität zwischen Patienten und gewählter Therapiemethode gedeutet werden. Die offene Auseinandersetzung mit der Angst und die Beobachtung durch den Therapeuten können gerade bei männlichen Patienten Scham auslösen und als Gesichtsverlust verstanden werden. Um diese Aspekte von Beginn an in die Therapieplanung einbeziehen zu können, bietet sich die Verwendung des Cultural Formulation Interviews (vgl. Kapitel 3.3) an, das die kulturspezifischen Ursachenzuschreibungen und den individuellen und familiären Umgang mit den Angstsymptomen systematisch erfasst. Entsteht im Laufe der Therapie dennoch der Eindruck, dass Gefühle von Scham oder Angst vor Gesichtsverlust den Therapiefortschritt behindern, ist es ratsam, das Behandlungsrational unter Einbezug der kulturellen Interpretationen der Patienten erneut zu besprechen, auch wenn dies im Rahmen der Psychoedukation schon einmal geschehen ist. Mögliche Schamgefühle sollten vom Therapeuten erfragt und falls vorhanden, besprochen werden. Viele Menschen aus kollektiven Kulturen erwarten, insbesondere auch bei Angst, dass die Therapeuten schwierige Themen, wie z. B. Scham, Ehre, sexuelle Probleme selbst ansprechen.

Fallbeispiel:

Ein 54-jähriger türkischer Patient arbeitete 26 Jahre in einer Autofabrik in Süddeutschland und bekam vor zwei Jahren eine Agoraphobie mit Panikstörung. Er war nicht mehr in der Lage, zur Arbeit zu gehen. Hintergrund waren familiäre Konflikte. Besonders schlimm und kränkend empfand er die Beziehung seiner Tochter mit einem nicht muslimischen Mann. Neben Familiengesprächen in der Therapie wurde das Rational eines Expositionstrainings erläutert. Zu einer üblichen, westlich geprägten Expositionstherapie erschien der Patient jedoch schwer motivierbar, sodass eine Modifikation der Therapie in Verbindung mit dem Koran durchgeführt wurde. Zunächst lernte der Patient durch ein Aufmerksamkeits- und Atemtraining, richtig zu atmen und sich auf das Hier und Jetzt zu konzentrieren. Im Weiteren erlernte er durch die Teilnahme an einem psychoedukativen Seminar zur Angst in seiner Muttersprache wichtige Informationen über die Angststörung und ihre Behandlungsmöglichkeiten. Zur Unterstützung der Kontrolle der Panik fragten wir den Patienten, ob er den Koran lese. Es stellte sich heraus, dass er ein ausgezeichneter Kenner des Korans war und viele Verse auswendig konnte. Er berichtete, jeden Tag zu beten und dass es ihm helfe, den Koran zu lesen. So baten wir den Patienten, auch wenn die gesamte Koranschrift heilig ist, sich vier Verse auszusuchen, die ihn besonders berührten und stärkten. Nachdem wir gemeinsam diese Verse ausgesucht und zu Papier gebracht hatten, lernte der Patient die Verse aus dem Koran auswendig. Wir entschieden uns, die Angst des Patienten über eine systematische Desensibilisierung zu behandeln. In der ersten Phase wurde eine Exposition in sensu, d. h. in der Vorstellung durchgeführt. Der Patient sollte sich entspannen, ruhig atmen, die Augen schließen und sich eine Angstsituation vorstellen. Bei Auftreten einer Panik sollte der Patient nun das Erlernte anwenden. Zusätzlich sollte er die auswendig gelernten Verse lesen und verinnerlichen, bis die Angst sich deutlich reduzierte. Dies wurde solange geübt, bis der Patient Menschenmengen aufsuchen und bei Auftreten der Angst seine Übungen durchführen konnte. So begann der Patient beim Aufsuchen von Menschenmengen ruhig zu atmen und sprach in Gedanken die Verse, bis die Angst nachließ. Als ein weiteres Ziel fuhr der Patient allein ca. 15 km mit dem Bus in die nächstgelegene Kleinstadt und wieder zurück. Er sollte im Falle eines Panikanfalls im Bus ruhig atmen, die Augen öffnen und sich auf die Umgebung konzentrieren. Die Koranverse, die er in der Hemdtasche aufbewahrte, sollte er bei Angst berühren und in Gedanken aufsagen. Als Belohnung war der Besuch der Moschee an diesem Ort vorgesehen, was den Patienten sehr motivierte. Nach ausreichender Übung und Sicherheit benötigte er die Koranverse nicht mehr. Nach einer vierwöchigen stationären Rehabilitationsbehandlung mit fast täglicher Exposition konnte sich der Patient zu Hause in seiner Umgebung wieder normal bewegen und wieder arbeiten.

Parallel zu der Angstbehandlung war auch der geglaubte Gesichtsverlust ein wichtiges Therapiethema, da seine Tochter eine Beziehung zu einem nicht muslimischen Mann hatte.

Th.: Warum glauben Sie einen Gesichtsverlust erlitten zu haben?
Pat.: Weil meine Tochter eine Beziehung zu einem Mann hat und er ist zudem auch kein Muslim.
Th.: Ist Ihre Tochter in Deutschland geboren?
Pat.: Ja, aber sie weiß, dass unsere Gemeinschaft über uns schlecht reden wird, wenn sie sie mit dem Mann zusammen sehen werden.
Th.: Was meinen Sie genau damit?
Pat.: Zu meiner Zeit gab es keine vorehelichen Beziehungen. Die Eltern haben uns Heiratsfähige verheiratet. Vorher sind junge Frauen und Männer nicht öffentlich zusammen ausgegangen. Jetzt denken die Nachbarn, dass wir keine gute Familie sind und meine Tochter … na ja, kein gutes Mädchen ist. Sie reden auch in der Gemeinde über diese Beziehung. Deswegen schäme ich mich.
Th.: Ist es wichtig, was Ihre Landsleute über Sie denken?
Pat.: Ja. Wir sehen uns jeden Tag auf der Straße oder im Verein und sie werden mich als schwach halten und sagen, „der kann nicht einmal seine Tochter gut erziehen“…
Th.: Gibt es in der Türkei denn keine Freundschaften zwischen jungen Mädchen und Männern vor der Heirat?
Pat.: Jetzt schon, aber nicht zu meiner Zeit.
Th.: Ist es ein Unterschied, ob der junge Mann ein Muslim ist oder nicht? So wie ich Sie verstanden habe, soll sie eigentlich gar keinen Freund haben, sondern gleich heiraten?
Pat.: Das ist heute alles schwierig…
Th.: Lieben Sie Ihre Tochter und wollen Sie, dass sie glücklich wird?
Pat.: Ja. Sie ist sonst auch eine gute Tochter.
Th.: Gut, dann sollten wir genauer über Ihre Vorstellungen und die Ihrer Tochter sprechen.

4.3.3 Posttraumatische Belastungsstörung

Grundsätzlich ist das Konzept der Posttraumatischen Belastungsstörung (PTBS) übergreifend auf alle ethnischen Gruppierungen anwendbar. Dennoch können die unterschiedlichen Vorstellungen von Gesundheit bzw. Krankheit und kulturell-traditionell-medizinischer Behandlung im Umgang mit traumatischen Erlebnissen alternative Konzepte oder Ergänzungen erfordern.

Eine Grundvoraussetzung ist in jedem Fall eine sichere Umgebung, in der sich die Person nicht von Verfolgung oder anderen Gefahren bedroht fühlt oder – im Falle von Geflüchteten – nicht fürchten muss, in das Herkunftsland abgeschoben zu werden. Erst diese Sicherheit erlaubt ihr, über ihre kritischen Lebensereignisse zu sprechen und sich auf die Therapie einzulassen.

PTBS im Kulturvergleich

Gleichzeitig ist bekannt, dass es nicht in allen Kulturen üblich ist, die traumatischen Ereignisse konfrontativ zu behandeln. So gilt es in manchen Kulturen bereits als erfolgreiche Bewältigung, wenn über das Trauma nicht gesprochen wird und die Betroffenen nicht von der Gemeinschaft abgelehnt werden. Das betrifft besonders kollektivistische Gesellschaften, in denen die soziale Harmonie höchste Priorität hat. Hier wird der Heilungsprozess durch den kulturellen und sozialen Kontext stark determiniert und darauf geachtet, dass das Opfer – vor allem bei politisch motivierter Gewalt – keinen „Gesichtsverlust“ erleidet. Das Gespräch über die Belastung wird bei diesen Patienten eher vermieden.

Kommen Patienten aus diesen Kulturkreisen in die Psychotherapie, ist eine vorangehende Psychoedukation besonders wichtig. Ebenso kann es hilfreich sein, kulturspezifische Methoden einzubinden, sofern dies mit den Prinzipien der Verhaltenstherapie vereinbar ist. Ein Beispiel hierfür ist die erfolgreiche Behandlung von Kindern mit der Diagnose einer PTBS in Sri Lanka. Ein systematischer Vergleich zeigte vergleichbare Effektivitätsraten von traumafokussierter Behandlung und Meditation (Catani et al., 2009) in einer Region, in der Mediation kulturell weit verbreitet ist.

Eine kulturübergreifend nachgewiesen hilfreiche Methode ist die Kombination aus Narrations- und Expositionstherapie, wie sie etwa in der Narrativen Expositionstherapie (NET; Schauer, Neuner & Elbert, 2005) und der Kultursensitiven Narrativen Traumatherapie (KNT; Kizilhan, 2009) umgesetzt werden. Die Narration kann, richtig angewendet – z. B. durch die soziale Unterstützung, sozialen Kontakt und eingebettet in die sozialen Strukturen –, angenommen und als heilsam erlebt werden. In traditionellen Gesellschaften ist das Geschichtenerzählen (Narration) ein vertrautes psychologisches Hilfsmittel, das z. B. bei Menschen aus dem Orient angewendet wird und bereits den Mayas vertraut war (Pennebaker, 1997).

Internationale Studien zeigen hohe Effektivitätsraten für traumafokussierte Verfahren, was sich auch in den deutschen Behandlungsleitlinien für PTBS-Behandlung wiederspiegelt.

4.3.3.1 Narrative Expositionstherapie

Die Narrative Expositionstherapie (NET) basiert auf den Arbeiten der *Zeugnis-Therapie („Testimony Therapy")* sowie der Kognitiven Verhaltenstherapie und umfasst Forschungsergebnisse aus den Bereichen der Neurobiologie und der Kognitiven Psychologie. In der NET-Behandlung werden Zeugen traumatischer Ereignisse ermutigt, ihre traumatischen Erfahrungen zu erzählen. Mit der empathischen Hilfe eines Therapeuten werden traumatische Erfahrungen intensiv bearbeitet und Patienten lernen, ihre traumatischen Erlebnisse in ihr autobiografisches Gedächtnis zu integrieren. Auf diesem Wege werden fragmentarische Erinnerungen in eine zusammenhängende Geschichte gebracht. Diese Therapie ermöglicht die Verarbeitung schmerzhafter Gefühle und den Aufbau eindeutiger Risikoeinschätzungen gefährlicher und sicherer Situationen, was normalerweise zu einer bedeutenden emotionalen Genesung führt. Dieser Ansatz zeigt gute bis sehr gute Effektivitätskriterien bezüglich der Behandlung sowohl in den Herkunftsländern, jedoch auch für traumatisierte Personen in den Aufnahmeländern (Schauer et al., 2005).

Traumatische Erfahrungen in das autobiografische Gedächtnis integrieren

Fallbeispiel: Auszug aus einer Narration

„Mein Name ist Alicia. Ich habe vier Brüder und fünf Schwestern. Ich bin die älteste Tochter und das vierte Kind meiner Eltern. Meine älteste Schwester lebt zurzeit in Äthiopien. Ich wurde in Somalia, in der Stadt Kismayo geboren. Wenn ich an meine Kindheit denke, denke ich an ein gutes Leben. Wir lebten auf einem Bauernhof auf dem Land. Wir hatten Kamele, Schafe und Kühe. Mit sechs Jahren habe ich angefangen, zur Schule zu gehen. Ich mochte es, weil ich gerne gelernt habe. In meiner freien Zeit spielte ich mit meinen Geschwistern auf dem Hof. Die älteren Kinder mussten meinen Eltern auf dem Hof helfen, aber ich war noch so jung, sodass ich noch nicht helfen musste. Als ich 12 war, änderten sich die Dinge, da zu dieser Zeit der Krieg in Somalia anfing. Alles brach in sich zusammen. Da war keine Regierung mehr und jeder machte nur noch das, was er wollte, und nahm sich von anderen, was er wollte. Mit den Jahren wurde es immer schlimmer und erreichte schließlich auch die ländlichen Gebiete. Wenn unsere Mutter uns irgendwo hinschickte, um etwas zu besorgen, hatte sie jedes Mal Angst, bis wir zurückkamen, weil es so gefährlich draußen war. Eines Tages, als ich so ungefähr 24 Jahre alt war, also 2002 oder 2003, waren meine Eltern nicht da und ich spielte mit meinen Geschwistern auf dem Hof. Eine Gruppe von vier Männern kam auf unseren Hof. Sie fragten uns: „Wo ist euer Vater?" Wir sagten ihnen: „Er ist in der Stadt." „Und wo ist eure Mutter?" Wir sagten: „Sie ist die Schafe füttern gegangen." Wir hatten große Angst und stellten uns alle zusammen. Sie trennten mich von den anderen, weil ich das einzige Mädchen war und schlugen mich. Sie schlugen mich sehr heftig und warfen mich auf den Boden und trampelten sehr hart auf mir herum. Nach einer Weile verlor ich das Bewusstsein. Sie nahmen mich in ihrem Auto mit. Als ich wieder „aufwachte", war ich an einen

> Baum gefesselt irgendwo draußen, wo ich noch nie war. Als die Männer sahen, dass ich wieder bei Bewusstsein war, kamen sie zu mir, zerschnitten die Fesseln und sagten mir, dass ich aufrecht stehen sollte. Ich versuchte es, fiel aber unmittelbar wieder zu Boden. Ich war zu schwach und mein ganzer Körper schmerzte. Dann nahmen zwei Männer einen Holzstock und hielten ihn in das Feuer bis er glühte, dann drückten sie ihn gegen meinen Körper. Sie verbrannten mir meine Brust, meinen Rücken und meine Brüste. Ich weinte die ganze Zeit und schrie und ich war sicher, dass ich bald sterben würde..."

Das Verständnis der Erlebnisse, die ein traumatisierter Mensch mitbringt, kann eine Herausforderung an die Therapeuten darstellen. Die Narrationen sind mit der Kultur und Sozialisation der Menschen verknüpft und entsprechen nicht immer der kulturellen und semantischen Welt des Therapeuten. Durch therapeutisches Fachwissen und vor allem Neugier, Verständnis und Nachfragen kann die Erlebenswelt des Klienten in den therapeutischen Prozess integriert werden.

Grundelemente der NET

A. Erarbeitung einer konsistenten Narration der Biografie des Patienten.
B. Der Therapeut unterstützt das mentale Wiedererleben der traumatischen Ereignisse, mit denen sich der Patient in der Behandlung intensiv auseinandersetzt, und unterstützt die damit einhergehende emotionale Verarbeitung. Der Therapeut unterstützt den Patienten zudem dabei, die traumatischen Gedächtnisfragmente, die zu Beginn der Behandlung vorliegen, in eine chronologische Reihenfolge zu bringen und in die „Lebenslinie" des Patienten zu integrieren. Er nimmt dabei eine empathische und wertschätzende Haltung ein.
C. Der Therapeut schreibt die Narration des Patienten wortgenau nieder. In der folgenden Sitzung wird die Narration vom Therapeuten verlesen und der Patient wird gebeten, sie zu ergänzen und/oder zu korrigieren. Dieses Vorgehen wird im Laufe der Sitzungen wiederholt, bis die gesamte Biografie des Patienten inklusive aller traumatischen Erlebnisse vorliegt. Hierbei werden traumatische Ereignisse besonders detailliert geschildert.
D. In der letzten Sitzung unterzeichnen Patient, Therapeut und gegebenenfalls Dolmetscher die schriftliche Narration.
E. Dem Patienten wird die Narration, d.h. seine protokollierte Lebensgeschichte, ausgehändigt. Der Bericht kann u.a. in asylrechtlichen Angelegenheiten genutzt werden oder als Nachweis von Menschenrechtsverletzungen dienen.

4.3.3.2 Kultursensitive Narrative Traumatherapie

Um ein Trauma zu bewältigen, sind für alle Menschen Stabilität, Sicherheit, Orientierung, Selbstwert und Intimität wesentlich. Die „Traumageschichte“ selbst ist aus individueller, kollektiver, soziokultureller und politischer Sicht sehr wichtig (Kizilhan, 2009).

Der Unterschied bei der Kultursensitiven Narrativen Traumatherapie (KNT) im Vergleich zu anderen Verfahren liegt darin, dass den Patienten mehr Raum gegeben wird, durch Narration der kollektiven und individuellen Lebensereignisse eine Stabilisierung zu erreichen. Sie entscheiden, wie weit und in welcher Tiefe sie über die verschiedenen Lebensereignisse berichten. In der Einzelpsychotherapie kann wie in Tabelle 10 dargestellt vorgegangen werden. Die verschiedenen Schritte müssen nicht immer in dieser Abfolge erfolgen, sondern können individuell angepasst werden.

Tabelle 10: Schrittweises Vorgehen in der Kultursensitiven Narrativen Traumatherapie

Kulturspezifische Bausteine einer Traumabehandlung	**Bemerkungen**	**Ziele**
1. Phase: Psychoedukation über die Störung und Vermittlung eines Erklärungs- und Veränderungsmodells	Die Informationsvermittlung über die Störung, deren Entstehung und Behandlung findet in der Regel in den ersten Sitzungen statt. Ziel ist, normalisierende Erläuterungen für die Störung anzubieten, den Patientinnen eine Erklärung für ihre Symptome zu geben und die einzelnen Behandlungsschritte schlüssig und verständlich abzuleiten. Bei Patienten, die aufgrund von (institutionalisierter) Unterdrückung in ihrem Heimatland eingewandert sind, kann der Kontakt mit staatlichen Stellen traumatische Erfahrungen zum Vorschein bringen. Möglicherweise empfinden die Betroffenen gegenüber Medizinern und Therapeuten Misstrauen.	Therapie- und Veränderungsmotivation herstellen.

Kulturspezifische Bausteine einer Traumabehandlung	**Bemerkungen**	**Ziele**
2. Phase: Narration der prä-belastenden Ereignisse Bei der Narration der individuellen Lebensereignisse sind u. a. folgende Anamnesen zu erheben: – Transgenerationale Anamnese – Soziopolitische und kulturelle Anamnese – Ethnisch-religiöse Anamnese – Fluchtanamnese	Die Lebensgeschichte in den verschiedenen Phasen bis zur Gegenwart ist in sich nicht abgeschlossen und führt immer zu einer gegenseitigen Reflexion. Hierbei soll der Patient (erlebtes Selbst) eine Position ähnlich der der Bildschirmtechnik (Reddemann, 2004), einnehmen und versuchen, die Lebensereignisse zu rekonstruieren, als würde er sie in dem Augenblick erleben.	Wiederherstellung der Verbindung zwischen Opfer und seinem Kollektiv im Sinne einer Vergegenwärtigung der Vergangenheit.
3. Phase: Narration der belastenden Ereignisse – Belastungen aufgrund der Zugehörigkeit zu einer Gruppe – Haft-, Flucht-, Krieg- und Foltereretignisse im Herkunftsland	Mögliche Belastungen der Vorfahren aufgrund ihrer kulturellen Zugehörigkeit sind hier zu berücksichtigen. Themen der 2. Phase können sich wiederholen und sollten in dieser Phase psychotherapeutisch bearbeitet werden.	Wiederherstellung der Verbindung zwischen Opfer und sozialer Gemeinschaft.
4. Phase: Narration der post-belastenden Ereignisse – Haft-, -Flucht-, Kriegs- und Folterereignisse nach dem Verlassen des Herkunftslandes etc. – Migration: Aufenthalt, Asylantrag, Wohnsituation, Familie, Gesundheit- und Behandlungsmöglichkeiten etc.	In dieser Phase sollen auch psychosoziale Belastungen, Themen der Alltagsbewältigung sowie Zukunftspläne besprochen werden.	(Wieder-)Aneignung der eigenen Geschichte.
5. Phase: Narration sonstiger Ereignisse	Durch die Psychotherapie können Themen, die zu Beginn der Behandlung nicht erinnert oder vermieden wurden oder eine andere Bedeutung hatten, wichtig werden. Themen von der 2. bis zur 4. Phase können in der 5. Phase auftreten und sollten durch den Therapeuten mit dem Ziel einer Neubewertung bearbeitet werden.	Integration der alten und neuen Identität durch Vergegenwärtigung der Vergangenheit.

Kulturspezifische Bausteine einer Traumabehandlung	Bemerkungen	Ziele
6. Phase: Narration der Verstehbarkeit und der Sinnfindung	Die Vergangenheit, die traumatischen Erlebnisse und die neuen Lebensumstände in der Migration können neu bewertet werden und ein Gefühl der Kontrolle über die eigenen Kognitionen, Emotionen und das Verhalten entsteht. Die Ereignisse werden im Sinne des Kohärenzgefühls der Salutogenese verstehbar, handhabbar und soweit als möglich sinnhaft.	Soziale Anerkennung der zugefügten Gewalt bzw. des erlittenen Leids.

4.3.4 Depression

Depressive Störungen werden bis zum Jahr 2020 der zweithäufigste klinische Anlass für Funktionsbeeinträchtigungen sein. Dabei beträgt die geschätzte Lebenszeitprävalenz 8 bis 20 % (WHO, 2016), wobei Daten aus der westlichen Welt noch höher liegen. Weltweit stehen Depressionen in Ländern mit mittlerem oder hohem Einkommen an erster Stelle der Krankheitslast (Vos et al., 2012).

Somatische Beschwerden als Leitsymptome

Häufig sind körperliche Beschwerden ein wichtiger Aspekt von Depressionen und in vielen außereuropäischen Kulturen eine typische Ausdrucksform depressiver Verstimmung. Eine Untersuchung ergab, dass im globalen Vergleich 45 bis 95 % der depressiven Patienten im Erstgespräch somatische Symptome als Leitsymptom ihrer Depression erleben (Koch & Kraus, 2005). Auf Nachfrage bestätigten 89 % der Befragten auch andere Symptome wie Interessenverlust oder gedrückte Stimmung. Dieser Befund zeigt, dass die introspektive Feststellung innerseelischer Veränderung Ausdruck der westlichen Kultur ist und im globalen Vergleich relativ selten im Vordergrund steht. Trotz regionaler Unterschiede hinsichtlich der Häufigkeit depressiver Störungen besteht weitgehender Konsens darüber, dass Depression als eine kulturübergreifende Erkrankung zu verstehen ist. Eine Depression wird in anderen Kulturkreisen jedoch anders erlebt, was bei der Wahl der Behandlungsstrategie zu beachten ist.

Depression wird in unterschiedlichen Kulturkreisen unterschiedlich erlebt

Für diese andere Erlebensebene von Depressionen können die Unkenntnis psychologischer Konzepte, soziale Faktoren wie Stigma und Scham sowie eine in der Kultur verankerte Annahme einer Einheit von Körper und Psyche verantwortlich sein. In solchen Fällen können die psychischen Beschwerden dann folglich nur diffus und durch körperliche Beschwerden, wie etwa Schmerzen, zum Ausdruck gebracht werden.

Fallbeispiel:

Eine bosnische Patientin, die im Zuge des Bürgerkrieges in den 1990er Jahren nach Deutschland geflohen ist und seither hier lebt, berichtet von anhaltendem, stechendem Schmerz in Armen und Beinen, sowie häufigen Kopfschmerzen. Die Anamnesegespräche ergeben, dass sich die Patientin seit dem Weggang aus ihrem Heimatdorf entwurzelt fühlt und ihre eigene Zukunft „abgeschrieben" habe. Sie lebe für ihre Kinder weiter, die jedoch inzwischen ihre eigenen Wege gingen. Sie wisse nicht, woher sie die Energie für ihr Leben nehmen solle. Sie dürfe in Deutschland nicht arbeiten und spreche kein Deutsch. Sie fühle sich sehr nutzlos, sei aber gleichzeitig von kleinsten Aufgaben erschöpft.

Durch die depressive Erkrankung werden u. a. auch zentrale kulturelle Werte widergespiegelt. Bei Migranten aus traditionellen Familien kann z. B. beobachtet werden, dass sie „Depressionen" mit „Problemen" in der Familie, Ehe oder sozialen Netzwerken gleichsetzen. Ihre Depression bezieht sich auf die Angst vor einer Destabilisierung ihrer Identität, da möglicherweise die traditionelle Familienstruktur zerfällt, oder von deren sozialen Gemeinschaft nicht mehr angenommen wird. Dies ist in der eigenen und als sekundär empfundenen Ich-Identität gegenüber der als primär empfundenen kollektiven Identität begründet.

In der Behandlung geht es darum, die kollektive Identität zu stärken und mit den Patienten Wege zu finden, auf denen diese ihre Ressourcen einsetzen können, um sich als wertvoller Teil der Gruppe zu fühlen.

Fallbeispiel (Fortsetzung):

Die bosnische Patientin, die als Kriegsflüchtling nach Deutschland gekommen war, begann wieder zu stricken und andere Handarbeiten zu machen und die Produkte an Familienangehörige und in Begegnungszentren zu verschenken. Auch begann sie, einmal wöchentlich in einem der Begegnungszentren für die Gemeinschaft zu kochen. Auf diese Weise trug sie trotz ihrer schwierigen Lebenssituation etwas zur Gemeinschaft bei und hatte zusätzlich wieder vermehrte Sozialkontakte und eine Tagesstruktur. Nachdem sie sich auf diese Weise im Alltag stabilisiert hatte, war es möglich, in der Therapie die traumatischen Erfahrungen des Bürgerkrieges aufzuarbeiten.

Stigma

In einigen Kulturkreisen wird das Auftreten einer psychischen Erkrankung mit Stigmatisierung geahndet, die auf die gesamte Familie übertragen werden kann. Familien versuchen dies nicht selten zu umgehen, indem sie keine professionelle Hilfe aufsuchen. In anderen Fällen geht es darum, Lösungen zu erarbeiten, die für die Patienten hilfreich sind, ohne das System nachhaltig zu schädigen.

Fallbeispiel:

Eine 22-jährige türkischstämmige Patientin, die in Deutschland geboren und aufgewachsen ist, berichtet im Erstgespräch, sie wolle seit einigen Jahren aus der Wohnung ihrer Eltern ausziehen, was der Vater nicht erlaube. Nach den Vorstellungen der Eltern dürfe ihre Tochter nur ausziehen, wenn sie verheiratet sei. Die Patientin wünscht sich jedoch mehr Autonomie und Selbstständigkeit, ohne die Beziehung zu ihren Eltern zu gefährden. Der Vater drohe immer wieder, sie als Tochter abzulehnen und den Kontakt im Falle eines Auszuges mit der gesamten Familie zu verbieten. Die Patientin leidet seit mehreren Jahren unter einer Depression. Sie berichtet, sie müsse sich nach der Schule immer sofort bei der Mutter melden und dürfe kaum allein die Wohnung verlassen. Einmal habe sie der ältere Bruder von einem abendlichen Treffen mit einigen deutschen Freunden mit Gewalt nach Hause gebracht. Er habe ihr gesagt, es gehöre sich nicht als junge Frau, abends auf der Straße zu sein. Sie fühle sich zu Hause nicht wohl, wolle aber auch ihrer Familie keine „Schande" machen. In weiteren Gesprächen bestätigte sich, dass der Vater sehr traditionell eingestellt und Vorstandsvorsitzender einer örtlichen Moschee-Gemeinde war. Der Vater sprach von einem Gesichtsverlust und einer Ehrverletzung, falls die Tochter unverheiratet die gemeinsame Wohnung verlassen würde. Die Moschee-Gemeinde würde ihn ausgrenzen und glauben, er sei nicht in der Lage, seine Familie der eigenen Tradition entsprechend zu erziehen. Nach mehreren Gesprächen über die Krankheit der Tochter und ihre Bedürfnisse, über die Bedeutung von Ehre, Familie und die Rolle der Gemeinde wurde vereinbart, dass die Tochter in einer anderen Stadt in eine betreute Wohnung ziehe. Hierzu wurde dem Vater ein Attest über die Krankheit (Depression) der Tochter und die Notwendigkeit einer Betreuung außerhalb des Wohnortes ausgehändigt. Dieses Attest wurde der Moschee-Gemeinde vorgelegt, und alle waren aufgrund der Krankheit der Tochter mit diesem Wohnortwechsel einverstanden. Nach einem Jahr zog die Tochter aus der betreuten Wohnung aus und lebt seither allein. Es besteht weiterhin ein guter Kontakt zu den Eltern und Geschwistern.

Ein Patient kann aus dem Bedürfnis heraus, die Familie nicht zu belasten, psychische Beschwerden verschweigen oder, wenn dies nicht mehr möglich ist, sehr stark zum Ausdruck bringen. So zeigt er, dass er nicht mehr in der Lage ist, die bisherige Rolle in der Familie auszufüllen. Auf diese Weise wird Stigmatisierung vom gesamten Familienkollektiv abgewendet. Im Gegenzug reagiert die kollektiv denkende Familie, die möglicherweise nur geringe Kenntnisse über die Beschwerden hat, mit übermäßiger Fürsorge, wie z.B. mit unnötigen Autofahrten und der Begleitung zum Arzt, mit der ständigen Anwesenheit eines Familienmitglieds während der Krankheit und dem Besuch der „community" zu Hause oder im Krankenhaus, um Mitgefühl und Solidarität zu bekunden. Zudem besteht bei kollektivistisch sozialisierten Menschen in emotionalen Krisenzeiten in der Regel ein geringeres Bedürfnis nach Rückzug und Abgrenzung, als dies bei individualistisch geprägten Menschen der Fall ist. Vielmehr wird die Gruppe zur Unterstützung gesucht.

Die vorangegangenen Ausführungen bedeuten aber nicht, dass auf den Ansatz des biopsychosozialen Modells für die Depression verzichtet werden soll. Im Gegenteil, unter bestimmten Bedingungen kann gerade ein psychoedukativer Ansatz, der die westlichen biopsychosozialen Modelle für die Ursache einer Depression heranzieht und diese Depression von normalen Gefühlen wie Kummer oder Traurigkeit unterscheidet, als eine entlastende Wirkung erlebt werden. Es sollten jedoch die Auswirkungen kultureller Aspekte auf Depressionen und ihre Konsequenzen innerhalb des spezifischen Kontextes berücksichtigt werden und mit den Patienten auf der vordergründigen Erlebensebene ihrer Beschwerden angesetzt werden.

Kulturelle Identitätsproblematik

Bei Patienten mit Migrationserfahrungen kann auch eine ungelöste kulturelle Identitätsproblematik Auslöser einer Depression sein. In der Regel ist dies den Patienten nicht bewusst und sie kommen mit unspezifischen Symptomen wie Erschöpfung oder Gliederschmerzen in die Behandlung. Wie das folgende Beispiel zeigt, sollte in der Therapie zwischen kultur- und migrationsspezifischen Ursachen psychischer Belastung differenziert werden.

Fallbeispiel:

Eine 39-jährige Patientin kommt in die ambulante Psychotherapie. Sie fühle sich „gestresst und machtlos und habe Herzrasen und massive Rückenschmerzen“. Dies ginge seit zwei bis drei Jahren so und sie merke, dass sie vermehrt zu Alkohol greife und sich von ihren Sozialkontakten zurückziehe. Sie habe das Gefühl, nicht für sich einstehen zu können und dadurch immer tiefer in eine Depression hineinzugeraten. Sie leide schon immer unter ihrer „manipulativen depressiven Mutter“ und ihrem dominanten Vater. Sie selbst sei immer das „ungeliebte Mittelkind“ in der Familie gewesen und kämpfe, seit sie denken könne, um Liebe und Anerkennung in ihrem Umfeld.

Ihre Familie und insbesondere ihre Eltern beschreibt sie als „Verbindungsstück zur Welt“, das sie brauche. Sie berichtet, mit ihrer Familie im Alter von sieben Jahren aus Polen nach Deutschland eingewandert zu sein. Sie könne sich an die Zeit vor der Migration im Grund nicht erinnern und erlebe sich im Gegensatz zu ihren Eltern als Deutsche. Mit Polen habe sie abgeschlossen. In Situationsanalysen in der Therapie berichtet sie immer wieder von Verlassenheitsgefühlen, d. h. von Situationen, in denen sie sich hilflos gefühlt habe. Mittels Affektbrücken gelang es, der Patientin die Auslöser dieser Gefühle bewusst zu machen.

Th.: Kennen Sie dieses Gefühl der Hilflosigkeit aus früheren Lebenssituationen? Haben Sie früher schon einmal so gefühlt?

Pat.: Ja... also... ich weiß nicht... irgendwann als Kind muss das gewesen sein.

Th.: Versuchen Sie, sich das Gefühl jetzt ganz bewusst zu machen. Erinnern Sie sich möglicherweise an Situationen, in denen es Ihnen ähnlich ging?

Pat.: *(denkt nach, beginnt nach einigen Minuten zu weinen)* Ich denke gerade an Szenen von unserem Umzug nach Deutschland. Das war ein extremer Wechsel von einer vertrauten in eine unbekannte Welt. Danach hat es bei uns in der Familie nicht mehr gestimmt. *(weint stärker)* Nichts war mehr, wie es früher war.

Th.: Es gab nichts Vertrautes mehr?

Pat.: Ja, meine Eltern haben sich so verändert. Sie haben sich nur noch gestritten und ich habe gebetet, dass sie sich trennen würden... Ich glaube, sie waren auch überfordert. Wir waren fremd, wir hatten keine Freunde, wir hatten kaum Geld.

Th.: Ihre Eltern, Ihre Familie... Sie haben ganz neu begonnen.

Pat.: Ja, wir hatten alles zurückgelassen. Und meine Eltern waren plötzlich so schwach. So hilflos. Die hatten keine Ahnung. Das war für mich kaum auszuhalten. Aber darüber wurde nicht gesprochen. Es hieß immer: „Wir haben hier ein besseres Leben."

Th.: Wer hat Ihnen Halt gegeben in dieser Zeit?

Pat.: Na, niemand. *(weint)*

Th.: Sie haben sich alleingelassen gefühlt.

Pat.: Ja, ich war ganz allein. Ich war fremd in meiner Umgebung. Ich vermisste meine Freundinnen und ich vermisste meine Eltern. Das waren nicht mehr die Eltern, die ich kannte. Damals begann es, dass ich dachte, ich mache alles falsch.

In der Folgesitzung kam die Patientin mit dem Entschluss in die Sitzung, nicht mehr in der Opferrolle leben zu wollen. Sie habe für sich verstanden, dass die Eltern in dieser Lebensphase nach der Migration selbst überfordert gewesen seien und habe ein gewisses Mitgefühl für sie entwickelt. Das helfe ihr, mit ihnen gelassener umzugehen. Auch empfinde sie es als große Entlastung, verstanden zu haben, dass es nicht an ihr lag, wie die Eltern sich damals ihr gegenüber verhalten hatten. Daraus resultierte der Entschluss, nicht mehr in der Opferrolle leben zu wollen, sondern ihr Leben von nun aktiv selbst anzugehen. Dies gelang ihr sehr gut und es geschah immer häufiger, dass sie positive Bestätigung vonseiten der Eltern erlebte, die sie vorher in ihrer „Opferrolle" gar nicht wahrgenommen hatte.

Im nächsten Therapieabschnitt kamen das Cultural Formulation Interview des DSM-5 und das Zusatzmoduls zur Kulturellen Identität zum Einsatz. Die Fragen hierzu machten der Patientin über geleitetes Entdecken bewusst, wie stark auch Anteile der polnischen Kultur in ihr vorhanden waren und welches Bedürfnis es ihr war, diese leben zu dürfen.

Th.: Wie würden Sie Ihren eigenen kulturellen Hintergrund beschreiben?

Pat.: Ich bin zwar in Polen geboren, aber ich empfinde mich als Deutsche. Ich arbeite für die deutsche Zollfahndung! Und ich spreche fast nie Polnisch.

Th.: Und wie würden Sie den kulturellen Hintergrund Ihrer Eltern und Großeltern beschreiben?

Pat.: Die sind total polnisch. Es gibt immer viel zu essen und zu trinken... gerade bei Familienfesten und wenn Freunde da sind... und sie sind sehr katholisch. Sie gehen nicht in die Kirche, aber die Religion ist denen schon sehr wichtig.

Th.: Hat Religion für Sie eine Bedeutung?

Pat.: Naja, ich glaube schon, dass da irgendwas ist. Und ich bin natürlich auch getauft. Aber ich kann mit der Institution nichts anfangen.

Th.: Wie setzt sich ihr Freundeskreis zusammen? Gibt es da auch Polen unter den Freunden?

Pat.: Nein, eigentlich nicht. Meine Freunde sind fast alles Deutsche. Mein Mann ist ja auch Deutscher.

Th.: Und wie ist das mit den Familienfesten und dem vielen Essen? Gehen Sie dort auch hin?

Pat.: Ja, das ist komisch. Das mag ich. Da fühle ich mich wohl. Obwohl ich finde, da wird viel zu viel gegessen und getrunken. Das ist ja total übertrieben. Aber irgendwie mag ich es trotzdem.

Th.: Da fühlen Sie sich wohl.

Pat.: Ja, eigentlich ja. Und wenn ich so darüber nachdenke, koche ich auch gern selbst. Da mache ich auch immer viel zu viel. Mein Mann lacht schon immer über mich.

Th.: Machen Sie es wie Ihre Mutter?

Pat.: Ja, eigentlich schon. Das wollte ich nie wahrhaben, weil ich auf keinen Fall so sein wollte wie sie, aber wenn ich jetzt so darüber nachdenke...

Th.: ...sind Sie vielleicht polnischer, als Ihnen bewusst war?

Pat.: *(mit Tränen in den Augen)* Ja ich glaube. Ich glaube, das ist ein wichtiger Teil von mir. Ich wollte das nur nicht wahrhaben... Es fühlt sich gut an, ihn zulassen zu können.

Th.: Er gehört zu Ihnen.

Während dieses Therapieabschnittes reduzierte sich die Schmerzsymptomatik merklich und auch das Erschöpfungserleben und die depressive Symptomatik nahmen sukzessive ab.

Exkurs: Verbitterungsdepression

Bisher wurde bei der Behandlung depressiv erkrankter Migranten die Verbitterung, auch im Sinne von Verbitterungsdepression (Znoj, 2011), wenig berücksichtigt. Sie stellt allgemein eine Form der Bewältigung kritischer Lebensereignisse dar, die durch die Kombination externaler Attribution, Hoffnungslosigkeit und Wut gekennzeichnet ist. Angenommen wird, dass ein wahrgenommener Mangel sozialer Anerkennung der Verbitterungsreaktion zugrunde liegt, die auf Migranten zutreffen kann. Themen wie Arbeitsunfälle, Scheidung, häusliche Gewalt und Diskriminierung können im Vordergrund stehen.

Die erfahrene Behandlung wird als ungerecht, erniedrigend und schmerzhaft erlebt und steht aus Sicht des Patienten in einem Widerspruch zu seinen Bedürfnissen, Gerechtigkeitsvorstellungen und Erwartungen. Krankheit, Vertrauensverlust und gesteigerte Sensibilität gegenüber Unrechtserfahrungen zählen zu den subjektiven Folgen kritischer Ereignisse, die auch mögliche Auslöser oder aufrechterhaltende Bedingungen für die Depression sein können. Daher gehen Themen der Verbitterung mit Gefühlen von Wut, Rache und Unversöhnlichkeit einher und sind bei der Behandlung der Depression zu berücksichtigen.

4.3.5 Somatoforme Störungen

Somatoforme Störungen sind charakterisiert durch anhaltende somatische Beschwerden, für die keine ausreichende organische Ursache gefunden werden kann (Kirmayer & Sartorius, 2007). Patienten zeichnen sich durch das Kernmerkmal körperbezogener Symptome und Sorgen aus sowie durch die Tatsache, dass sie zumindest im Anfangsstadium hauptsächlich im somatomedizinischen und weniger im psychiatrischen bzw. psychotherapeutischen Versorgungsbereich vorstellig werden. Sie berichten über multiple organische Beschwerden ohne entsprechende Korrelate bei vorliegender psychischer Störung. In vielen Fällen werden die psychischen Störungen verleugnet und es findet eine Fixierung auf körperliche Beschwerden statt. Die Patienten haben meist eine hartnäckige organische Ursachenüberzeugung, zeigen eine hohe Inanspruchnahme medizinischer Leistungen und durchlaufen zahlreiche Behandlungs- und Spezialeinrichtungen. Unbehandelt nehmen somatoforme Störungen meist einen chronischen Verlauf, ferner zeigt sich eine hohe Komorbidität mit anderen psychischen Störungen, insbesondere mit Angst und Depression.

Kulturspezifische Muster somatoformer Beschwerden

Im interkulturellen Behandlungssetting kommt hinzu, dass in vielen Kulturen der Körper auch als Plattform psychischer Beschwerden erlebt wird, ohne dass eine somatoforme Störung vorliegt. Psychische Beschwerden können sich durch der kulturellen Prägung entsprechende Schmerzstörungen äußern. So berichten Nigerianer bei Angst und Depressionen über „Hitzegefühl" im Kopf, „Wurmkriechen" sowie „beißende Sensationen" im ganzen Körper (Kizilhan, 2012). In psychiatrischen Kliniken in China wird über „Nervenschwäche", einhergehend mit Müdigkeit, Kopfschmerz, Schwindel und gastrointestinalen Beschwerden, berichtet. Auf psychische Belastungen reagieren viele Menschen aus Südamerika und dem Mittelmeerraum mit Kopf- und Muskelschmerzen, Hitzegefühlen und Kribbeln an den Füßen, Herzproblemen sowie Magenbeschwerden. In einigen Teilen Indiens und des Mittleren Ostens werden psychische Belastungen als rheumatische und rheumaähnliche Schmerzen erlebt und als „Windschmerzen" bezeichnet. Berichtet wird auch von Wanderschmerzen, die jeden Tag in anderen Körperbereichen auftauchen.

Patienten aus der ländlichen Türkei, des Irak oder Syriens, die in Deutschland leben, berichten im Vergleich zu deutschen Patienten deutlich häufiger von Schmerzen (Sleptsova et al., 2009). Das subjektive Leiden kann symbolisch mit Müdigkeit, Weinen, Laufen mit Gehhilfen etc. ausgedrückt werden.

Mit den verschiedenen Organen wird der Körper also auch zum Ausdruck der Affekte und Ängste genutzt, die sich wiederum von Kultur zur Kultur unterscheiden können. Dies liegt unter anderem darin begründet, dass in einigen Kulturen keine Leib-Seele-Dichotomie angenommen wird. Auch Stigmatisierung kann eine Rolle spielen, da sie bei körperlichen Beschwerden geringer ausfällt als bei psychischen Erkrankungen.

Merke:

Für den Behandler gilt es, während der Diagnostikphase zu differenzieren, inwiefern es sich bei den berichteten Symptomen um eine Somatoforme Störung, ein Idiom of Distress oder um eine andere psychische Störung, wie etwa Angst oder Depression, handelt, die vordergründig auf der somatischen Ebene erlebt wird.

Eine psychologische Schmerztherapie zielt darauf ab, die Beeinträchtigung der Patienten durch die körperlichen Beschwerden zu mindern, was in der Regel zu einer verringerten subjektiven Schmerzstärke führt. Weil Patienten aus traditionellen Gesellschaften über ein auf die somatischen Einflussgrößen reduziertes Schmerzmodell und ein spezifisches Anatomieverständnis verfügen, muss das Behandlungssetting für sie etwas modifiziert werden. Einfache biomedizinische Annahmen und magische Vorstellungen bestimmen beispielsweise zum Teil ihre Kausal- und Kontrollattributionen. Folglich muss zu Beginn der Behandlung ein Behandlungs- und Erklärungsmodell entwickelt werden, das dem Bildungsniveau und den kulturellen Vorstellungen des Patienten entspricht.

In traditionellen Gesellschaften gilt die Annahme, dass der Körper bei Schmerzen ruhen müsse

Insgesamt muss damit gerechnet werden, dass gerade ältere Patientinnen und Patienten mit Somatisierungsstörungen aus traditionellen Gesellschaften über ein erheblich eingeschränktes Aktivitätsspektrum verfügen. Die kulturspezifische Annahme, dass der Körper bei Schmerzen ruhen müsse, führt zu einer Schonhaltung. Die verhaltenstherapeutisch indizierte Ausweitung des Handlungsspielraums ist daher eine große Herausforderung. Es gilt, die behavioralen (geringe Bewegung), emotionalen (Depressivität und Hilflosigkeit) und kognitiven (Einengung auf Schmerzen) Einschränkungen des Patienten schrittweise zu reduzieren.

Körperliche Beschwerden können auch eine versteckte „Nachricht“ an die Kinder und Enkelkinder bedeuten, wenn die Patienten z. B. aus ihrer eigenen kulturellen Vorstellung eine Versorgung durch die eigenen Kinder erwarten. Werden diese Erwartungen nicht erfüllt, kann dies eine Fokussierung auf die körperlichen Beschwerden verstärken bzw. aufrechterhalten. Zur notwendigen Reduzierung von Vermeidungsverhalten ist das Besprechen einer etwaigen funktionalen Rolle, die der psychischen Erkrankung zukommt, sinnvoll. Diese kann darin bestehen, dass Schmerzverhalten durch die so erlangte Aufmerksamkeit der Familie „belohnt“ oder negativ verstärkt wird, wenn der Schmerz ermöglicht, aversive Situationen (z. B. Wegzug der Kinder in eine andere Stadt) zu vermeiden.

Körperliche Beschwerden können auch „versteckte Nachrichten“ enthalten

Das Schonverhalten bzw. Vermeidungsverhalten abzubauen, hat bei der Behandlung somit hohe Priorität. Als besonders hilfreich haben sich hier die Psychoedukation sowie die Disputation kulturspezifischer Ursachenzuschreibungen und Heilungserwartungen erwiesen. Aktivitäten wie Bewegungssportarten und physiotherapeutische Maßnahmen passen nicht zum Krankheitsverständnis vieler Patienten; während der Behandlung muss daher Überzeugungsarbeit geleistet werden. Dennoch bleibt oftmals offen, inwieweit die erlernten neuen Bewegungsmuster ins alltägliche Leben integriert werden. In der Alltagspraxis psychosomatischer Kliniken zeigt sich, dass viele Patienten aus traditionellen Gesellschaften schwer zu überzeugen sind, an bestimmten Bewegungsaktivitäten wie Nordic Walking oder Joggen teilzunehmen. Bewegungsarten, wie z. B. Wandern oder auch kulturelle Tänze, werden hingegen nicht als „Sport“ gesehen und gern akzeptiert. Entspannungsverfahren, wie z. B. progressive Muskelrelaxation (PMR) und hypnotische Verfahren, werden in der Regel ebenfalls gut angenommen.

4.4 Varianten der Methode: Spezifische Zielgruppen

4.4.1 Situation von Geflüchteten

Die Zahl derer, die in Deutschland Schutz vor Krieg, Terror, Menschenrechtsverletzungen und organisierter Gewalt suchen, ist in den letzten Jahren wieder stark gestiegen. Das Bundesamt für Migration und Flüchtlinge verzeichnete für das Jahr 2015 mit 173.072 Erstanträgen einen Anstieg der Antragszahlen um 15,3 % im Vergleich zum Vorjahr (BAMF, 2016). Weitaus größer dürfte die Zahl insgesamt sein, zählt man zudem noch die eingereisten und nicht registrierten Geflüchteten mit. Schätzungen gehen für 2015 von über 800.000 Menschen aus.

Geflüchtete stellen eine besonders vulnerable Bevölkerungsgruppe dar

Geflüchtete stellen eine besonders vulnerable Bevölkerungsgruppe dar. Viele von ihnen haben traumatische Erfahrungen gemacht und leiden unter einer psychischen Störung. So konnten Studien zeigen, dass eine relativ große Zahl von Geflüchteten unter einer Depression oder einer Posttraumatischen Belastungsstörung leidet. Hier finden sich Werte von 20 bis 30 % (Lindert et al., 2008; Steel et al., 2009). Studien, die in Deutschland erhoben wurden, kommen sogar auf etwa 40 bis 50 % (Gäbel et. al., 2006; von Lersner et al., 2008). Vielfach treten diese Erkrankungen aber auch gemeinsam, d. h. komorbid auf. Besonders vulnerabel erweisen sich hier unbegleitete Minderjährige und Kinder von Geflüchteten. Gavranidou, Niemiec, Magg und Rosner (2008) haben Kinder von Geflüchteten in Deutschland untersucht und finden bei fast der Hälfte eine deutliche psychische Belastung.

Psychologische Phasen der Migration bei Geflüchteten

Kizilhan (2012) hat das Modell der Phasen der Migration von Sluzki (vgl. Kapitel 1.3.2) auf den Kontext von Geflüchteten angepasst (vgl. Abb. 5).

Häufig erweisen sich die Lebensbedingungen im Exilland als hoch problematisch und gehen mit anhaltenden psychischen Belastungen für die Betroffenen einher (Gavranidou et al., 2008; Silove, Sinnerbrink, Field, Manicavasagar & Steel, 1997). Vor allem ein unsicherer Aufenthaltsstatus wirkt sich als Stressor negativ auf das Ausmaß der Traumasymptomatik aus.

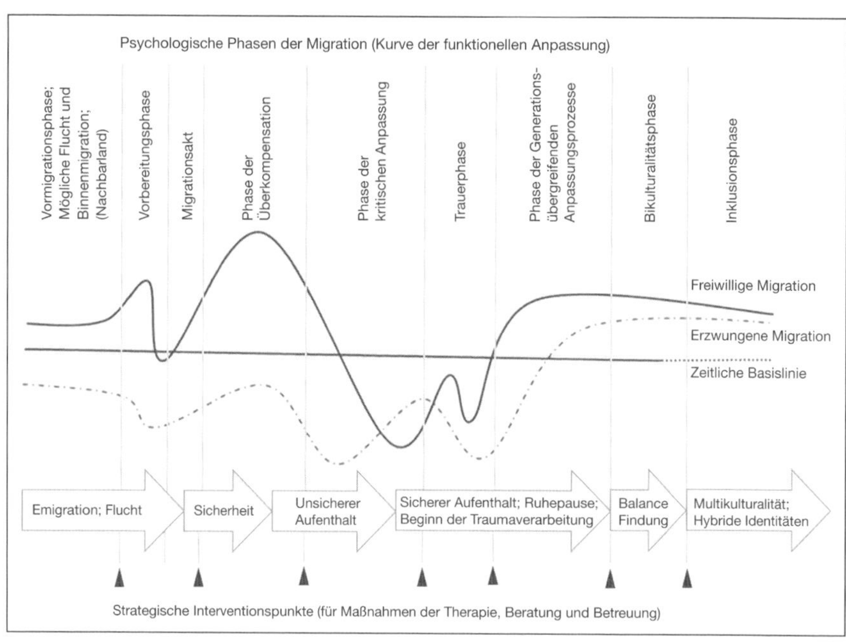

Abbildung 5: Psychologische Phasen der Migration unter Berücksichtigung besonderer Belastungsfaktoren geflüchteter Menschen (Kizilhan, 2012)

Problematische Faktoren, die einen Einfluss auf die Traumasymptomatik haben:

- Unsicherer Aufenthaltsstatus,
- Unterbringung in Sammelunterkünften,
- Arbeitsverbot,
- eingeschränkter Zugang zum Gesundheitssystem,
- fehlende Ausbildungsmöglichkeiten,
- Statusverlust,
- Sorgen um zurückgebliebene Angehörige,
- rassistische Anfeindungen von Einheimischen,
- Konfrontation mit Sprach- und Kulturbarrieren.

Stressoren bei Geflüchteten

Bevor psychotherapeutische Maßnahmen ihre Wirkkraft entfalten können, sollte ein Abbau dieser Stressoren bzw. das Erlernen effektiver Bewältigungsstrategien an erster Stelle stehen. Zudem sollte nicht außer Acht gelassen werden, dass in der Population der Geflüchteten wie in jeder anderen Bevölkerungsgruppe auch andere psychische Störungen wie Persönlichkeitsstörungen, Phobien, Zwangsstörungen usw. auftreten können, die unabhängig von den Faktoren der Flucht auftreten oder durch sie noch verstärkt werden können.

Für traumatisierte Geflüchtete ist es aufgrund ihres Aufenthaltsstatus (Duldung, Abschiebung etc.) und mangelnder Sprachkenntnisse in der Regel schwierig, Zugang zur gesundheitlichen Regelversorgung zu erhalten. Das bedeutet, die sogenannte Phase der kritischen Anpassung bzw. Dekompensation ist bei psychisch kranken Geflüchteten bereits mit der Migration vorhanden. Die erlernten Bewältigungsmechanismen und Ressourcennetzwerke des Herkunftslandes funktionieren im Aufenthaltsland möglicherweise nicht mehr. Die kollektive und individuelle Identität steht infrage, eine neue bikulturelle oder multikulturelle Identität ist noch nicht vorhanden oder wird durch die politische und kulturelle Situation im Aufenthaltsland behindert oder erschwert.

4.4.2 Ältere Migrantinnen und Migranten

Die Gruppe der älteren Migranten wird aufgrund steigender Bevölkerungsanteile im Zusammenhang mit Psychotherapie zunehmend wahrgenommen. Grundsätzlich kann festgehalten werden, dass die erste Generation der Gastarbeiterinnen und Gastarbeiter ins Rentenalter kommt und auch weiterhin in Deutschland leben möchte. Da sie in der Regel in kollektivistischen Gesellschaften sozialisiert wurden, halten sie trotz einer Migrationszeit von über 50 Jahren oft noch an ihrer ursprünglichen ethnischen Identität fest, was sich auch im Umgang mit Gesundheit und Krankheit zeigt.

In der psychotherapeutischen Behandlung älterer Migranten spielt die sprachliche Verständigung zwischen Behandler und Patient eine wichtige Rolle, wenn sie für eine Psychotherapie im Gegensatz zu Migranten der zweiten und dritten Generation nicht ausreichend die deutsche Sprache beherrschen oder sie aufgrund von demenziellen Erkrankungen wieder verlernt haben. D. h. in dieser Patientengruppe sind weiterhin muttersprachliche Behandler oder der Einsatz geschulter Sprachmittler indiziert.

In der Behandlung von älteren Migranten können die Biografiearbeit (Migrationsgeschichte, ethnische und religiöse Lebenswelten, Familienstruktur etc.), die Thematisierung möglicher Generationskonflikte (Veränderungen von Werten und Normen ihrer Kinder und Enkelkinder) oder Kulturkonflikte zwischen der Herkunfts- und Residenzkultur wichtige Inhalte der Therapie darstellen. Ohne einen Einbezug der Familie ist bei solchen älteren Migranten, die eine streng kollektivistische Lebensform aufrechterhalten haben, eine effektive Behandlung kaum zu erreichen.

4.5 Schwierigkeiten bei der Durchführung

Wie bereits erwähnt, geht es bei kultursensitiver Therapie keinesfalls darum, eine neue Psychotherapie für Patienten mit Migrationshintergrund zu erlernen. Gavranidou und Abdallah-Steinkopff (2007) sprechen vom Erlernen der Fähigkeit einer kultursensitiven Anwendung psychotherapeutischer Methoden. Kultursensitivität soll demnach ein Zustand der erhöhten Reflexionsbereitschaft und kritischen Haltung gegenüber der eigenen Arbeit und gleichzeitig eine Unvoreingenommenheit und Offenheit gegenüber den Anliegen der Patienten sein. Die kultursensitive Psychotherapie weicht also von dem üblichen Anspruch an Therapeuten als allseits kompetente Person ab – an diese Stelle tritt die Fähigkeit zum offenen Umgang mit Wissenslücken. Patienten schätzen es in der Regel sehr, über ihre kulturellen Hintergründe aufzuklären, und es hilft beiden Beteiligten, Problemlagen besser zu verstehen. Tabelle 11 stellt gegenüber, welche Eigenschaften und Verhaltensweisen interkulturelle Kompetenz in der Psychotherapie beinhaltet und welche nicht.

Offener Umgang mit Nicht-Wissen

Zunächst sollten Schwierigkeiten und Fehler, wie sie in Tabelle 11 aufgeführt sind, möglichst zeitnah identifiziert und vermieden werden.

Tabelle 11: Kennzeichen und mögliche Schwierigkeiten in Bezug auf interkulturelle Kompetenz

Interkulturelle Kompetenz beinhaltet	Interkulturelle Kompetenz beinhaltet nicht
– Reflexion der eigenen kulturellen Eingebundenheit – Fähigkeit zum Perspektivwechsel, wertfreier Umgang mit dem Fremden – Proaktiver Umgang mit Nicht-Wissen, d. h. Nachfragen – Flexibilität und Methodenvielfalt – Ambiguitätstoleranz – Vorurteilsbewusster Umgang mit Unvertrautem – Berücksichtigung differenter Kulturmuster als *ein* möglicher Einflussfaktor in der Therapie – Keine Reduzierung einer Person auf die regionale Herkunft – Flexibler Wechsel zwischen individueller, Gruppen- und universeller Perspektive	– Eigene Wertvorstellungen zugunsten des Patienten aufzugeben – Dem Patienten eigene Wertvorstellungen aufzunötigen – Alles über die Kultur des Patienten zu wissen – Streng kulturspezifischen Handlungsanweisungen zu folgen – Behandlungsmethoden aus dem Erfahrungskreis des Patienten aufzunehmen – Auf eigenem Vorgehen zu beharren – Davon auszugehen, es mit ganz neuen, anderen Störungsbildern zu tun zu haben – Psychotherapie neu zu erlernen

Kulturfallen nach Auernheimer

Arbeiten von Auernheimer (2002) haben gezeigt, dass im interkulturellen Therapiesetting immer dann auf den Faktor Kultur attribuiert wird, wenn es zu Schwierigkeiten im therapeutischen Prozess kommt. Analysiert man solche Prozesse genauer, lassen sich vier sogenannte „Kulturfallen" herausarbeiten. Diese sind:

Die vier Kulturfallen nach Auernheimer (2002)

1. *Machtasymmetrien.* Machtasymmetrien beziehen sich auf einen unterschiedlichen Umfang an sozialen Ressourcen (bereits beginnend bei Sprachbarrieren), z. B. die Ungleichheit des rechtlichen und sozialen Status, Diskriminierungserfahrungen oder auch ein Wohlstandsgefälle. Sie finden sich nicht nur zwischen Deutschen und Migranten, sondern können auch institutionell bedingt sein, z. B. Amtsautorität (Therapeut – Patient). Sie können zu problematischen Konfliktlösestrategien und Schuldzuweisungen auf beiden Seiten führen.
2. *Kollektiverfahrungen.* Kollektiverfahrungen haben mit Stereotypen gemein, dass bestimmte Eigenschaften einer Person oder Erfahrungen, die mit Vertretern einer Kultur gemacht wurden, auf alle Angehörigen dieses Kulturkreises attribuiert werden. Es geht jedoch darüber hinaus und schließt Erfahrungen ein, die die Kollektive, sprich kulturellen Gruppen, denen Therapeut und Klient angehören, historisch miteinander gemacht haben. Dies können etwa kriegerische Auseinandersetzungen zwischen Gruppen sein, aber auch Spannungen zwischen diesen Gruppen aufgrund politischer oder religiöser Rahmenbedingungen. Beispiele wären ein christlicher deutscher Therapeut mit einem jüdischen Klienten oder eine kurdische Therapeutin mit einer türkischen Klientin.

3. *Fremdbilder.* Hier handelt es sich um gesellschaftlich vermittelte Vorurteile und Stereotype, d.h. den Einfluss von Fremdbildern, die über die soziale Umwelt (z.B. die Medien) vermittelt werden. Sie implizieren eine Grenzziehung ethnischer/kultureller Art und haben häufig einen projektiven Charakter (Eigenschaften, die das Selbstbild stören, werden auf die Outgroup projiziert). Welche Fremdbilder existieren, unterliegt einem zeitlichen Wandel. So werden in Zeiten der Terrornetzwerke Al-Qaida und Islamischer Staat andere Assoziationen auf das Merkmal „muslimisch" geweckt, als dies vor den Terroranschlägen in New York oder in Paris der Fall war. Andere Fremdbilder sind stabiler, wie etwa die Annahme, afrikanische Menschen seien grundsätzlich musikalisch oder Lateinamerikaner wären grundlegend fröhliche Menschen.
4. *Differente Kulturmuster.* Kulturmuster sind konventionell vorgegebene „Drehbücher" (z.B. Begrüßungsrituale). Sie werden in der Regel nicht explizit thematisiert, da sie innerhalb einer Kultur (z.B. einer Gruppe, einem Milieu oder einer Institution) als allgemein bekannt gelten. Sie bestimmen Normalitätserwartungen, was zu Irritationen führen kann, wenn diese Erwartungen vom Gegenüber nicht erfüllt werden.

Diese vier hierarchisch angeordneten Aspekte sind zwar analytisch trennbar, aber in der Regel miteinander verschränkt. Erst Stufe 4, die differenten Kulturmuster, weisen auf Missverständnisse hin, die auf kulturelle Unterschiede zurückzuführen sind, wie sie an anderer Stelle in diesem Buch erläutert wurden.

Umgang mit differierenden Wertesystemen

Es kann vorkommen, dass durch die differenten Kulturmuster, somit die Wert- und Moralvorstellungen des Patienten, beim Therapeuten Tabugrenzen durch den Patienten überschritten werden.

Werkzeuge zur Handlungsfähigkeit

Wie Abbildung 6 zeigt, sind je nach Problemlage unterschiedliche Szenarien denkbar.

Quadrant 1. Es ist dem Therapeuten grundsätzlich möglich, das Erleben und Verhalten des Klienten zu verstehen. Dies gelingt aufgrund ähnlicher Lebenswelten oder guter interkultureller Kompetenzen des Therapeuten (z.B. hoher Grad an Selbstreflexion und Vorurteilsbewusstheit). Auch sind von den Ausführungen des Klienten keinerlei Tabugrenzen des Therapeuten betroffen. In diesem Falle ist die Grundlage vorhanden, auf deren Basis allein die *Empathiefähigkeit* des Therapeuten ausreicht, um mögliche kulturelle Differenzen zu überbrücken.

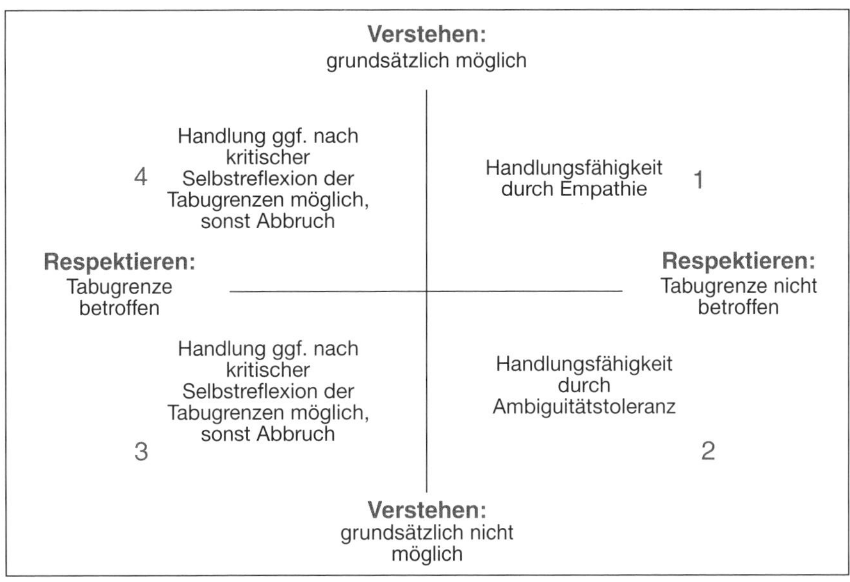

Abbildung 6: Werkzeuge zur Handlungsfähigkeit in Abhängigkeit von interkulturellen Passungenauigkeiten

Quadrant 2. Die Therapeutin kann das Verhalten des Klienten zwar nicht nachvollziehen, es berührt jedoch nicht die eigene Tabugrenze. Hier kann es der Therapeutin durch Ambiguitätstoleranz gelingen, ihre Handlungsfähigkeit aufrechtzuerhalten.

Quadrant 3. In diesem Falle hat der Therapeut Schwierigkeiten, das Verhalten oder die Gedanken des Patienten nachzuvollziehen und es kommt zusätzlich hinzu, dass eigene Tabugrenzen betroffen sind. In einem solchen Fall gilt es, im Supervisionsprozess sorgsam zu prüfen, ob dem tatsächlich so ist oder es sich eher um eine falsche kulturspezifische Attribution des Behandlers handelt (vgl. den Kasten zu den vier Kulturfallen nach Auernheimer, S. 81). In diesem Zusammenhang wäre auch eine Selbstreflexion der eigenen Normen oder anderer persönlicher Erfahrungen notwendig, um zu entscheiden, ob eine Therapie mit dem betreffenden Patienten erfolgreich durchgeführt werden kann.

Wichtig ist hierbei zu prüfen, inwiefern diese divergierenden Wertvorstellungen tatsächlich einer Behandlung im Wege stehen. Hat etwa eine Patientin unterschiedliche Vorstellungen von Geschlechterrollen in der Gesellschaft, muss dies der Behandlung einer Angststörung nicht im Wege stehen, solange sie sich auf das damit verbundene Behandlungsrational einlassen kann. In der Regel lassen sich sowohl die Dimension Verstehen, als auch Respektieren nach einer solchen Reflexion neu bewerten und Behandler werden wieder handlungsfähig.

Darüber hinaus kann die Situation eintreten, dass ein Behandler sich auch nach sorgfältiger Selbstreflexion nicht vorstellen kann, einen Patienten zu behandeln oder zu der Einschätzung kommt, diese Wertvorstellungen sind nicht mit einer leitliniengerechten Behandlung vereinbar. In diesem Fall gehört es zur Sorgfaltspflicht des Behandlers die Behandlung zu beenden und an jemanden zu verweisen, der bzw. die geeignet ist, die Behandlung fortzuführen.

Quadrant 4. In diesem Fall verhält es sich ähnlich wie in Quadrant 3, wobei im vierten Quadranten erleichternd hinzukommt, dass das Verhalten des Patienten, wenn auch nicht akzeptiert, so doch zumindest nachvollzogen werden kann. Das Vorgehen im Konfliktfall wäre analog zum dritten Quadranten.

5 Effektivität und Prognose

Kulturspezifische Ansätze effektiv

Eine Metaanalyse von Benish et al. (2011) zeigt, dass kulturell angepasste Interventionen in der Psychotherapie einer gewöhnlichen Verhaltenstherapie überlegen sind. Die inkrementelle Effektgröße lag hierbei bei $d = .32$. Als entscheidender Faktor für diesen positiven Effekt ließ sich die Berücksichtigung kulturspezifischer Ursachenzuschreibungen in die Behandlung identifizieren. Dies entspricht dem methodischen Vorgehen, das in dem vorliegenden Buch dargestellt wird.

Im deutschen Sprachraum gibt es bislang keine zufriedenstellenden umfassenden Studien zur Effektivität von kultursensitiver Psychotherapie. Es gibt jedoch zahlreiche Befunde zu Aspekten wie Inanspruchnahmeverhalten kultursensitiver Angebote, Patientenzufriedenheit oder therapeutischer Beziehung, die wichtige Hinweise auf die Effektivität einer solchen Behandlung geben.

Interkulturelle Öffnung

Untersuchungen haben gezeigt, dass das *Inanspruchnahmeverhalten* von Klienten mit Migrationshintergrund gesteigert werden konnte, wenn Institutionen sich einer interkulturellen Öffnung unterzogen (Kahraman, 2008). Als hilfreiche Maßnahmen wurden einerseits eine größere kulturelle Diversität unter den Mitarbeitern und andererseits interkulturelle Schulungen deutscher Behandler benannt.

Sue und Zane (1994) zeigten in einer Studie, dass die *Abbruchrate* von schwarzen Klienten bei weißen Therapeuten in den USA höher ist als bei schwarzen Therapeuten. Diese Studie zeigte ebenfalls, dass schwarze

Klienten in den Therapien bei weißen Therapeuten in weniger Bereichen profitieren konnten als deren weiße Klienten. Auch dies unterstreicht die Notwendigkeit der verbesserten Umsetzung kultursensitiver Behandlungsansätze.

Präferenz für Therapeuten in Abhängigkeit vom kulturellen Hintergrund

Betrachtet man die Zufriedenheit der Patienten, so gibt es bislang keine Studien im deutschen Sprachraum, die den Therapieverlauf kulturspezifisch und systematisch betrachtet haben. Eine qualitative Befragung von Baschin, Mösko, Wormeck, Roth, Fydrich und von Lersner (2015) untersuchte jedoch Gründe für die Wahl des Behandlers unter Patienten mit Migrationshintergrund und fand, dass die Präferenzen in etwa paritätisch verteilt sind, was den kulturellen Hintergrund der Behandler angeht. So suchte sich ein Teil der Patienten gezielt einen Behandler aus der eigenen Kultur und war damit sehr zufrieden. Andere Patienten wählten bewusst einen deutschen Therapeuten bzw. jemanden, der nicht zur eigenen kulturellen Gruppe gehörte. Begründet wurde diese Entscheidung mit dem Wunsch, nicht mit den Erwartungen der eigenen kulturellen Gruppe konfrontiert zu werden oder mit jemandem aus der Mehrheitsgesellschaft mit deutschen Werten und Normen arbeiten zu wollen. Gründe für die Wahl eines Therapeuten aus der eigenen Kultur war, Kenntnisse kultureller Regeln und Normen beim Therapeuten voraussetzen zu können und mit der Klärung dieser Inhalte in der Therapie keine Zeit zu verlieren etc.

Training interkultureller Kompetenz

Befragungen unter Therapeuten haben wiederholt gezeigt (u. a. Odening et al., 2013), dass ein Grund für die geringere Präsenz von Menschen mit Migrationshintergrund in der ambulanten Therapie bei den Behandlern selbst liegt. Therapeuten äußern Berührungsängste gegenüber Patienten aus anderen Kulturen. Als Gründe werden in erster Linie divergierende Wertesysteme angenommen, die die Therapeuten als hinderlich für einen Therapieerfolg annehmen, weshalb sie diese Gruppe nicht in die Behandlung aufnehmen. Gleichzeitig zeigt sich, dass die Mehrheit der Therapeuten in der Ausbildung nicht mit diesem Thema in Berührung kam und sich unsicher fühlt. Von Lersner und Kollegen erstellten Leitlinien für Trainings von Psychotherapeuten zu interkultureller Kompetenz (von Lersner et al., 2016) und entwickelten auf dieser Grundlage ein Training, welches umfassend evaluiert wurde. Die Ergebnisse zeigen, dass sich die interkulturelle Kompetenz der Therapeuten (i. S. des 3-Säulen-Modells, vgl. Kapitel 2.1) mit einem dreitägigen Training signifikant steigern lässt und Berührungsängste so maßgeblich reduziert werden können. Darüber hinaus verbessert sich auch die wahrgenommene therapeutische Beziehung und vom Therapeuten wahrgenommene Schwierigkeiten in der Therapie lassen sich in einer 3-Monats-Katamnese signifikant reduzieren (von Lersner et al., 2014). Vergleichbare positive Effekte von interkulturellen Kompetenztrainings finden sich bei Pope-Davis et al. (2002).

Der Einsatz von Sprachmittlern beeinflusst das Therapieergebnis nicht negativ

Zur Effektivität kultursensitiver Therapie zählt auch die Frage des Einsatzes von Sprach- und Kulturmittlern in der Therapie. Vergleicht man Therapieverläufe und Behandlungsergebnisse hinsichtlich dieses Faktors, finden sich keine signifikanten Unterschiede bei Therapien mit Sprachmittlereinsatz im Vergleich zu Therapien, in denen keine Sprachmittler hinzugezogen werden mussten. Bei diesem Vergleich ging es um den Einfluss eines Sprachmittlers auf das Behandlungsergebnis und es kann davon ausgegangen werden, dass die Patienten, die ohne Sprachmittler behandelt wurden, über sehr gute Sprachkenntnisse in der Therapiesprache verfügten (D'Ardenne. Ruaro, Cestari, Fakhoury & Priebe, 2007; Lambert & Alhassoon, 2015).

6 Ausblick

Die kultursensitive Psychotherapie ist ein Arbeitsgebiet, das durch Wandel unserer Gesellschaft in den letzten Jahren immer stärker in den Fokus rückt. Psychotherapeuten, die in ihrer Ausbildung mit diesen Fragestellungen in der Regel gar nicht in Berührung gekommen sind, können sich nun der Auseinandersetzung mit anderen Kulturen in der Psychotherapie im Grunde nicht mehr entziehen. Doch kultursensitives Vorgehen und interkulturelle Kompetenz in der Therapie sind gut erlernbar. Es handelt sich nicht um einen neuen Therapieansatz, der in aufwendigen Fortbildungen erlernt werden muss, sondern es geht darum, auf Bekanntes aufzubauen und mit Offenheit auf Unvertrautes zuzugehen. So wird das Fremde weniger fremd, Unsicherheiten verschwinden oder werden tolerierbar und es eröffnet sich ein neues Spektrum an Denk- und Verhaltensweisen, das einem vorher verborgen war.

Aus der Praxis wissen wir, dass kultursensitive Psychotherapeuten nicht nur im interkulturellen Therapiekontext profitieren, sondern auch in der Arbeit mit einheimischen Patienten. Denn Kultur umfasst weit mehr als nationale Zugehörigkeit und häufig wird mehr Homogenität mit unseren einheimischen Patienten angenommen, als tatsächlich gegeben ist, was der Diversity-Ansatz veranschaulichen kann.

Letztlich begegnen sich in jeder Therapie Vertreter aus unterschiedlichen Lebenswelten und genaueres Hinschauen und Nachfragen kann dabei helfen, sich besser in das Denken und Handeln von Patienten einzufühlen und Interventionen passgenauer auf die Bedürfnisse der Patienten abstimmen zu können.

Und schließlich profitieren Psychotherapeuten auch ganz persönlich von interkultureller Kompetenz: Die eigene Kultur und das eigene Handeln werden bewusster, eigene Haltungen werden hinterfragt, feste Normen werden flexibler und neue Sicht- und Handlungsweisen tun sich auf.

7 Weiterführende Literatur

Lersner, U. von, Baschin, K., Wormeck, I. & Mösko, M. (2016). Leitlinien für Trainings inter-/transkultureller Kompetenz in der Aus-, Fort- und Weiterbildung von Psychotherapeuten. *Psychotherapie, Psychosomatik, Medizinische Psychologie, 66*(2), 67–73. http://doi.org/10.1055/s-0035-1564120

Sue, D. W. & Sue, D. (2013). *Counseling the culturally diverse* (6th ed.). Hoboken, NJ: John Wiley & Sons Inc.

Van Keuk, E., Ghaderi, C., Joksimovic, L. & David, M. (Hrsg.). (2011). *Transkulturelle Kompetenz in klinischen und sozialen Arbeitsfeldern.* Stuttgart: Kohlhammer.

8 Literatur

Ackerknecht, E. H. (1943). Psychopathology, primitive medicine and primitive culture. *Bulletin of the History of Medicine, 14*, 30–67.

Adolphs, J. (2003). Cognitive neuroscience of human social behavior. Nature Review. *Neuroscience, 4*, 165–178.

American Psychiatric Association. (2013). *Diagnostic and statistical manual of mental disorders* (5th ed.). Arlington, VA: American Psychiatric Publishing.

American Psychiatric Association (APA)/Falkai, P. et al. (2015). *Diagnostisches und Statistisches Manual Psychischer Störungen DSM-5®*. Göttingen: Hogrefe.

Angermeyer, M. C., Kilian, R. & Matschinger, H. (2000). *WHOQOL-100 und WHOQOL-BREF. Handbuch für die deutschsprachigen Versionen der WHO Instrumente zur Erfassung von Lebensqualität*. Göttingen: Hogrefe.

Angermeyer, M. C., Matschinger, H. & Schomerus, G. (2013). Attitudes towards psychiatric treatment and people with mental illness: changes over two decades. *British Journal of Psychiatry, 203*, 146–151. http://doi.org/10.1192/bjp.bp.112.122978

Assion, H. J. (2005). Migration und psychische Krankheit. In H. J. Assion (Hrsg.), *Migration und seelische Gesundheit* (S. 133–144). Heidelberg: Springer.

Assion, H. J., Stompe, T., Aichberger, M. C. & Callies, I. T. (2011). Depressive Störungen. In W. Machleidt & A. Heinz (Hrsg.), *Praxis der interkulturellen Psychiatrie und Psychotherapie* (S. 321–332). München: Elsevier.

Auernheimer, G. (2002). Interkulturelle Kommunikation, mehrdimensional betrachtet, mit Konsequenzen für das Verständnis von interkultureller Kompetenz. In G. Auernheimer

(Hrsg.), *Interkulturelle Kompetenz und pädagogische Professionalität* (Interkulturelle Studien, Bd. 13, 2. Aufl., 35–65). Wiesbaden: VS Verlag für Sozialwissenschaften.

Baas, K.D., Cramer, A.O., Koeter, M.W.J., van de Lisdonk, E.H., van Weert, H.C. & Schene, A.H. (2011). Measurement invariance with respect to ethnicity of the patient health questionnaire-9 (PHQ-9). *Journal of Affective Disorders, 129*(1–3), 229–235. http://doi.org/10.1016/j.jad.2010.08.026

Baschin, K., Mösko, M., Wormeck, I., Roth, M., Fydrich, T. & Lersner, U. von (2015). *Zur Relevanz von kulturspezifischem Wissen in der transkulturellen Psychotherapie. Ergebnisse der Auswertung systematisch durchgeführter Fokusgruppen.* Manuskript zur Publikation.

Benet-Martinez, V. & Haritatos, J. (2005). Bicultural identity integration (BII): Components and psychosocial antecedents. *Journal of Personality, 73*(4), 1015–1049. http://doi.org/10.1111/j.1467-6494.2005.00337.x

Benish, S.G., Quintana, S. & Wampold, B.E. (2011). Culturally adapted psychotherapy and the legitimacy of myth: A direct-comparison meta-analysis. *Journal of Counseling Psychology, 58*(3), 279–289.

Bermejo, I., Mayninger, E., Kriston, L. & Härter, M. (2010). Psychische Störungen bei Menschen mit Migrationshintergrund im Vergleich zur Deutschen Allgemeinbevölkerung. *Psychiatrische Praxis, 37*, 225–232. http://doi.org/10.1055/s-0029-1223513

Bhabha, K. (2000). *Die Verortung der Kultur*. Tübingen: Stauffenburg.

Bhui, K., Rüdell, K. & Priebe, S. (2006). Assessing explanatory models for common mental disorders. *Journal of Clinical Psychiatry, 67*(6), 964–671. http://doi.org/10.4088/JCP.v67n0614

Boesch, E.E. & Straub, J. (2007). Kulturpsychologische Ansätze. In G. Trommsdorff & H.J. Kornadt (Hrsg.), *Theorien und Methoden der kulturvergleichenden Psychologie. Kulturvergleichende Psychologie 1* (Enzyklopädie der Psychologie, S. 142–158). Göttingen: Hogrefe.

Bozay, K. (2010). „Zu Ausländern wird man gemacht" – Pädagogische Prävention jugendlicher Selbstethnisierung. Jugendkultur, Religion und Demokratie. *Politische Bildung mit jungen Muslimen, 16*, 5–6.

Bundesamt für Migration und Flüchtlinge. (2016). *Das Bundesamt in Zahlen 2015* [Broschüre]. Nürnberg: Bundesamt für Migration und Flüchtlinge.

Cantor-Graae, E. & Selten, J.P. (2005). Schizophrenia and migration: a metaanalysis and review. *American Journal of Psychiatry, 162,* 12–24. http://doi.org/10.1176/appi.ajp.162.1.12

Catani, C., Kohiladevy, M., Ruf, M., Schauer, E., Elbert, T. & Neuner, F. (2009). Treating children traumatized by war and Tsunami: A comparison between exposure therapy and meditation-relaxation in North-East Sri Lanka. *BMC Psychiatry, 9,* 22. http://doi.org/10.1186/1471-244X-9-22

Curtis, R.C. & Miller, K. (1986). Believing another likes or dislikes you: Behaviors making the beliefs come true. *Journal of personality and social psychology, 51*(2), 284. http://doi.org/10.1037/0022-3514.51.2.284

D'Ardenne, P., Ruaro, L., Cestari, L., Fakhoury, W. & Priebe, S. (2007). Does Interpreter-Mediated CBT with Traumatized Refugee People Work? A Comparison of Patient Outcomes in East London. *Behavioural and Cognitive Psychotherapy, 35*(3), 293–301.

Ekman, P. (1972). Universals and cultural differences in facial expressions of emotion. In J.K. Cole (Ed.), *Nebraska Symposium on Motivation* (Vol. 19, pp. 207–283). Lincoln, NE: University of Nebraska Press.

Ekman, P. (1994). Strong evidence for universals in facial expressions: A reply to Russell's mistaken critique. *Psychological Bulletin, 115*, 268–287. http://doi.org/10.1037/0033-2909.115.2.268

Ekman, P., Friesen, W.V., O'Sullivan, M., Chan, A., Diacoyanni-Tarlatzis, I., Heider, K., et al. (1987). Universals and cultural differences in the judgements of facial expressions of emotion. *Journal of Personality and Social Psychology, 53*, 712–717. http://doi.org/10.1037/0022-3514.53.4.712

Elfenbein, H.A. & Ambady, N. (2002). On the universality and cultural specificity of emotion recognition: A meta-analysis. *Psychological Bulletin, 128*, 203–235. http://doi.org/10.1037/0033-2909.128.2.203

Erdheim, M. (1992). Das Eigene und das Fremde. Über ethnische Identität. *Psychoanalyse, 46*(8), 730–744.

Fiske, S.T., Cuddy, A.J.C. & Glick, P. (2007). Universal dimensions of social cognition. Warmth and competence. *Trends in Cognitive Science, 11*, 77–83. http://doi.org/10.1016/j.tics.2006.11.005

Foa, E. (1996). *Posttraumatic Diagnostic Scale manual*. Minneapolis, MN: National Computer Systems.

Gäbel, U., Ruf, M., Schauer, M., Odenwald, M. & Neuner, F. (2006). Prävalenz der Posttraumatischen Belastungsstörung (PTSD) und Möglichkeiten der Ermittlung in der Asylverfahrenspraxis. *Zeitschrift für Klinische Psychologie und Psychotherapie, 35*(1), 12–20. http://doi.org/10.1026/1616-3443.35.1.12

Garrett, M.T. & Portman, T.A.A. (2011). *Counseling and diversity: Counseling Native Americans*. Boston, MA: Brooks/Cole.

Gavranidou, M. & Abdallah-Steinkopff, B. (2007). Brauchen Migrantinnen und Migranten eine andere Psychotherapie. *Psychotherapeutenjournal, 4*, 353–360.

Gavranidou, M., Niemiec, B., Magg, B. & Rosner, R. (2008). Traumatische Erfahrungen, aktuelle Lebensbedingungen im Exil und psychische Belastung junger Flüchtlinge. *Kindheit und Entwicklung, 17*(4), 224–231. http://doi.org/10.1026/0942-5403.17.4.224

Geertz, C. (1987). *Dichte Beschreibung. Beiträge zum Verstehen kultureller Systeme*. Frankfurt a. M.: Suhrkamp.

Glaesmer, H., Brähler, E. & Lersner, U. von (2012). Kultursensible Diagnostik in Forschung und Praxis. *Psychotherapeut, 57*, 22–28. http://doi.org/10.1007/s00278-011-0877-5

Glaesmer, H., Wittig, U., Brähler, E., Martin, A., Mewes, R. & Rief, W. (2008). Sind Migranten häufiger von psychischen Störungen betroffen? Eine Untersuchung an einer repräsentativen Stichprobe der deutschen Allgemeinbevölkerung? *Psychiatrische Praxis, 36*, 16–22. http://doi.org/10.1055/s-2008-1067566

Gollwitzer, M. & Schmitt, M. (2006). *Sozialpsychologie kompakt*. Weinheim: Beltz.

Groleau, D., Young, A. & Kirmayer, L.J. (2006). The McGill Illness Narrative Interview (MINI): an interview schedule to elicit meanings and modes of reasoning related to illness experience. *Transcultural Psychiatry, 43*(4), 671–691.

Haasen, C., Yagdiran, O., Mass, R. & Krausz, M. (2000). Potential for misdiagnosis among Turkish migrants with psychotic disorders: a clinical controlled study in Germany. *Acta Psychiatrica Scandinavica, 101*(2), 125–129. http://doi.org/10.1034/j.1600-0447.2000.90065.x

Haenel, F. (1997). Spezielle Aspekte und Probleme in der Psychotherapie mit Folteropfern unter Beteiligung von Dolmetschern. *Systema, 2*(11), 136–144.

Hall, E.T. (1969). *The Hidden Dimension*. London: Bodley Head.

Hamilton, M. (1959). The assessment of anxiety states by rating. *British Journal of Medical Psychology, 32*, 50–55. http://doi.org/10.1111/j.2044-8341.1959.tb00467.x

Hamilton, M. (1960). *A rating scale for depression, Journal of Neurology, Neurosurgery, and Psychiatry, 23*, 56–62. http://doi.org/10.1136/jnnp.23.1.56

Hepner, K.A., Morales, L.S., Hays, R.D., Edelen, M.O. & Miranda, J. (2008). Evaluating differential item functioning of the PRIME-MD mood module among impoverished black and white women in primary care. *Women's Health Issues, 18*(1), 53–61. http://doi.org/10.1016/j.whi.2007.10.001

Hofstede, G. (2001). *Culture's consequences: Comparing values, behaviors, institutions, and organizations across nations* (2nd ed.). Thousand Oaks, CA: Sage.

Huang, F.Y., Chung, H., Kroenke, K., Delucchi, K.L. & Spitzer, R.L. (2006). Using the patient health questionnaire-9 to measure depression among racially and ethnically diverse primary care patients. *Journal of General Internal Medicine, 21*(6), 547–552. http://doi.org/10.1111/j.1525-1497.2006.00409.x

Huntington, S.P. (1996). *The clash of cultures and the remaking of world order.* New York: Simon and Schuster.

Joksimovic, L. (2009). Ethnosoziokultureller Leitfaden für die interkulturelle Psychotherapie mit Migranten aus dem ehemaligen Jugoslawien. In Y. Erim (Hrsg.), *Klinische Interkulturelle Psychotherapie. Ein Lehr- und Praxisbuch* (S. 288–296). Stuttgart: Kohlhammer.

Jung, C.G. (1912). *Wandlungen und Symbole der Libido.* Leipzig: Deuticke.

Kahraman, B. (2008). *Die kultursensible Therapiebeziehung. Störungen und Lösungsansätze am Beispiel türkischer Klienten.* Gießen: Psychosozial-Verlag.

Kirkbride, J.B., Barker, D. & Cowden, F. (2009). Psychoses, ethnicity and socio-economic status. *British Journal of Psychiatry, 193*, 18–24. http://doi.org/10.1192/bjp.bp.107.041566

Kirkcaldy, B., Wittig, U., Furnham, A., Merbach, M. & Siefen, R.-G. (2006). Migration und Gesundheit. Psychosoziale Determinanten. *Bundesgesundheitsblatt Gesundheitsforschung Gesundheitsschutz, 49*(9), 873–883. http://doi.org/10.1007/s00103-006-0021-9

Kirmayer, L.J. (2007). Psychotherapy and the cultural concept of the person. *Transcultural Psychiatry, 44*(2), 232–257. http://doi.org/10.1177/1363461506070794

Kirmayer, L.J. & Bhugra, D. (2009). Culture and mental illness: social context and explanatory models. In I.M. Salloum & J.E. Mezzich (Eds.), *Psychiatric diagnosis: Patterns and prospects* (pp. 29–37). New York: John Wiley & Sons.

Kirmayer, L.J., Narasiah, L., Munoz, M., Rashid, M., Ryder, A.G., Guzder, J. et al. (2011). Common mental health problems in immigrants and refugees: general approach in primary care. *Canadian Medical Association Journal, 183*(12), E959–E967. http://doi.org/10.1503/cmaj.090292

Kirmayer, L.J. & Sartorius, N. (2007). Cultural models and somatic syndromes. *Psychosomatic Medicine, 69*(9), 832–840. http://doi.org/10.1097/PSY.0b013e31815b002c

Kizilhan, J.I. (2009). Narrative Traumatherapie. *Trauma und Gewalt, 1*, 70–76.

Kizilhan, J.I. (2012). *Kultursensible Psychotherapie.* Berlin: VWB.

Kizilhan, J.I. (2014). Religious and cultural aspects of psychotherapy in Muslim patients from tradition-oriented societies. *International Review of Psychiatry, 26*(3), 335–343. http://doi.org/10.3109/09540261.2014.899203

Kizilhan, J.I., Haag, G. & Bengel, J. (2011). Studie über 10 Jahre stationärer psychosomatischer Rehabilitation bei türkischstämmigen Patienten: Eine prospektive Studie. *Praxis Klinische Verhaltensmedizin und Rehabilitation, 88*, 9–13.

Kleinman, A. (1980). *Patients and healers in the context of culture.* Berkeley, CA: University of California Press.

Knaevelsrud, C. & Müller, J. (2008). *MultiCASI (Multilingual Computer Assisted Self Interview).* Berlin: Springer.

Koch, E. & Kraus, M. (2005). Andere Kulturen – anders depressiv. *Ärztliche Praxis Neurologie Psychiatrie, 3*, 12–14.

Kroenke, K., Spitzer, R.L. & Williams, J.B. (2001). The PHQ-9: validity of a brief depression severity measure. *Journal of General Internal Medicine, 16*(9), 606–613. http://doi.org/10.1046/j.1525-1497.2001.016009606.x

Kroenke, K., Spitzer, R. L. & Williams, J. B. (2002). The PHQ-15: validity of a new measure for evaluating the severity of somatic symptoms. *Psychosomatic Medicine, 64*(2), 258–66. http://doi.org/10.1097/00006842-200203000-00008

Lambert, J. E. & Alhassoon, O. M. (2015). Trauma-focused therapy for refugees: meta-analytic findings. *Journal of Counseling Psychology, 62*(1), 28–37. http://doi.org/10.1037/cou0000048

Lay, B., Lauber, C. & Rossler, W. (2005). Are immigrants at a disadvantage in psychiatric in-patient care? *Acta Psychiatrica Scandinavica, 111*, 358–366. http://doi.org/10.1111/j.1600-0447.2004.00509.x

Lebra, T. S. (1976). *Japanese patterns of behavior*. Honolulu, HI: University of Hawaii Press.

Lersner, U. von, Baschin, K. & Heinze, C. (2011, Juni). *Bicultural Identity and mental health in adolescent migrants with a Turkish background in Germany.* Vortrag gehalten auf der 12. Europäischen Konferenz der Gesellschaft für Psychotraumatologie (ECOTS), Wien, Österreich.

Lersner, U. von, Baschin, K., Wormeck, I. & Mösko, M. (2016). Leitlinien für Trainings inter-/transkultureller Kompetenz in der Aus-, Fort- und Weiterbildung von Psychotherapeuten. *Psychotherapie, Psychosomatik, Medizinische Psychologie, 66*(2), 67–73. http://doi.org/10.1055/s-0035-1564120

Lersner, U. von, Mösko, M., Baschin, K. & Dingoyan, D. (2014, November). *Interkulturelle Kompetenzen in der Psychotherapie: Leitlinien für die Aus-, Fort- und Weiterbildung von Psychotherapeuten.* Vortrag gehalten beim DGPPN Kongress 2014 der Deutschen Gesellschaft für Psychiatrie, Psychotherapie und Nervenheilkunde (DGPPN), Berlin.

Lersner, U. von, Wiens, U., Elbert, T. & Neuner, F. (2008). Mental health and voluntary return: Refugees in Germany prior to their state-sponsored repatriation. *BMC International Health and Human Rights, 8,* 8. http://doi.org/10.1186/1472-698X-8-8

Leventhal, H. (1984). A perceptual-motor theory of emotion. *Advances in experimental social psychology, 17*, 117–182. http://doi.org/10.1016/S0065-2601(08)60119-7

Lindert, J., Priebe, S., Penka, S., Napo, F., Schouler-Ocak, M. & Heinz, A. (2008). Versorgung psychisch kranker Patienten mit Migrationshintergrund. *Psychotherapie, Psychosomatik, Medizinische Psychologie, 58*, 123–129. http://doi.org/10.1055/s-2008-1067360

Machleidt, W., Behrens, K., Ziegenbein, M. & Callies, I. (2007). Integration von Migranten in die psychiatrisch-psychotherapeutische Versorgung in Deutschland. *Psychiatrische Praxis, 34*, 325–331. http://doi.org/10.1055/s-2007-986192

Machleidt, W. & Calliess, I. T. (2003). Psychiatrisch-psychotherapeutische Behandlung von Migranten und Transkulturelle Psychiatrie. In M. Berger (Hrsg.), *Psychiatrie und Psychotherapie* (S. 281–201). München: Urban & Fischer.

Machleidt, W. & Calliess, I. T. (2008). Behandlung von Migranten und transkulturelle Psychiatrie. In M. Berger (Hrsg.), *Psychische Erkrankungen* (S. 1119–1143). München: Urban und Fischer Elsevier.

Machleidt, W. & Gül, K. (2010). Kulturelle und transkulturelle Psychotherapie –Tiefenpsychologische Behandlung. In W. Machleidt & A. Heinz (Hrsg.), *Praxis der interkulturellen Psychiatrie und Psychotherapie* (S. 401–413). München: Elsevier.

McSweeney, B. (2002). Hofstede's model of national cultural differences and their consequences: a triumph of faith – a failure of analysis. *Human Relations, 55*(1), 89–118. http://doi.org/10.1177/0018726702055001602

Mecheril, P. (2010). Die Kulturalisierung der Psyche. Über die Konstruktion von Fremdheit und die Konsequenzen für die psychosoziale Arbeit in der Migrationsgesellschaft. *migrazine.at,* 2. Zugriff am 21.07.2016. Verfügbar unter http://www.migrazine.at/artikel/die-kulturalisierung-der-psyche

Mewes, R., Christ, O., Rief, W., Brahler, E., Martin, A. & Glaesmer, H. (2010). Are depression and somatisation equivalent for migrants and native Germans? An investigation of measurement invariance for the PHQ-9 and PHQ-15. *Diagnostica, 56*(4), 230–239.

Mollica, R. F., Caspi-Yavin, Y., Bollini, P., Truong, T., Tor, S. & Lavelle, J. (1992). The Harvard Trauma Questionnaire. Validating a cross-cultural instrument for measuring torture, trauma, and posttraumatic stress disorder in Indochinese refugees. *Journal of Nervous and Mental Disease, 180*(2), 111–116. http://doi.org/10.1097/00005053-199202000-00008

Moro, M. R., De la Noë, Q. & Mouchenik, Y. (Eds.). (2006). *Manuel de psychiatrie transculturelle. Travail clinique, travail social.* Grenoble: La Pensée sauvage.

Moss-Morris, R., Weinman, J., Petrie, K. J., Horne, R., Cameron, L. D. & Buick, D. (2002). The Revised Illness Perception Questionnaire (IPQ-R). *Psychology and Health, 17*, 1–16. http://doi.org/10.1080/08870440290001494

Odening, D., Jeschke, K., Hillenbrand, D. & Mösko, M. (2013). Stand der interkulturellen Öffnung in der ambulanten psychotherapeutischen Versorgung in Berlin. *Verhaltenstherapie & Psychosoziale Praxis, 45*(1), 53–72.

Özbek, T. (2006). Autonomieentwicklung und Identität im transkulturellen Alltag. In E. Wohlfart & M. Zaumseil (Hrsg.), *Transkulturelle Psychiatrie – Interkulturelle Psychotherapie. Interdisziplinäre Theorie und Praxis* (S. 95–109). Heidelberg: Springer.

Özbek, T. & Wohlfart, E. (2006). Der transkulturelle Übergangsraum – ein Theorem und seine Funktion in der transkulturellen Psychotherapie am ZIPP. In E. Wohlfart & M. Zaumseil (Hrsg.), *Transkulturelle Psychiatrie – Interkulturelle Psychotherapie. Interdisziplinäre Theorie und Praxis* (S. 169–176). Heidelberg: Springer.

Patel, V. (1995). Explanatory models of mental illness in sub-Saharan Africa. *Social Science and Medicine, 40*, 1291–1298. http://doi.org/10.1016/0277-9536(94)00231-H

Pennebaker, J. (1997). *Opening up: The healing power of expressing emotions.* New York: Guilford Press.

Petermann, F. & Brähler, E. (2013). *HSCL-25. Hopkins-Symptom-Checkliste-25. Deutsche Version.* Göttingen: Hogrefe.

Pope-Davis, D. B., Toporek, R. L., Ortega-Villalobos, L., Ligiéro, D. P., Brittan-Powell, C. S., Liu, W. M. et al. (2002). Client perspectives of multicultural counseling competence. A qualitative examination. *Counseling Psychologist, 30*, 355–393. http://doi.org/10.1177/0011000002303001

Probst, J. C., Laditka, S. B., Moore, C. G., Harun, N. & Powell, M. P. (2007). Race and ethnicity differences in reporting of depressive symptoms. *Administration and Policy in Mental Health and Mental Health Services Research, 34*(6), 519–529. http://doi.org/10.1007/s10488-007-0136-9

Reddemann, C. (2004). *Psychodynamisch Imaginatie Traumatherapie. PITT – Das Manual.* Stuttgart: Klett-Cotta.

Rief, W. & Hiller, W. (2008). *SOMS. Screening für Somatoforme Störungen* (2., vollst. überarb. u. neu norm. Aufl.). Bern: Huber.

Schauer, M., Neuner, F. & Elbert, T. (2005). *Narrative Exposure Therapy.* Göttingen: Hogrefe.

Schepker, R., Toker, M. & Eberding, A. (1998/2005). *Familiäre Bewältigungsstrategien. Bewältigungsstrategien und Umgang mit Verhaltensauffälligkeiten Jugendlicher in Familien aus der Türkei unter besonderer Berücksichtigung jugendpsychiatrischer Versorgung.* Abschlussbericht an die DFG.

Schepker, R. & Toker, M. (2009). *Transkulturelle Kinder-und Jugendpsychiatrie: Grundlagen und Praxis.* Berlin: MWV.

Schomerus, G., Matschinger, H. & Angermeyer, M.C. (2014). Causal beliefs of the public and social acceptence of persons with mental illness: a comparative analyses of schizophrenia, depression and alcohol dependence. *Psychological Medicine, 44*(2), 303–314. http://doi.org/10.1017/S003329171300072X

Schouler-Ocak, M. (2010). Wahnstörungen aus interkultureller Perspektive. In P. Garlipp & H. Haltenhof (Hrsg.), *Seltene Wahnstörungen.* (S. 181–190). Dresden: Steinkopff Verlag.

Schouler-Ocak, M., Aichberger, M.C., Penka, S., Kluge, U. & Heinz, A. (2015). Psychische Störungen bei Menschen mit Migrationshintergrund in Deutschland. *Bundesgesundheitsblatt, 58*, 527–532. http://doi.org/10.1007/s00103-015-2143-4

Schulz von Thun, F. (1998). *Miteinander reden: 1.* Reinbek bei Hamburg: Rowohlt.

Shannon, C.E. & Weaver, W. (1949). *A mathematical model of communication.* Urbana, IL: University of Illinois.

Shih, M., Pittinsky, T.L. & Ambady, N. (1999). Stereotype susceptibility: Identity salience and shifts in quantitative performance. *Psychological Science, 10*(1), 80–83. http://doi.org/10.1111/1467-9280.00111

Silove, D., Sinnerbrink, I., Field, A., Manicavasagar, V. & Steel, Z. (1997). Anxiety, depression and PTSD in asylum-seekers: associations with pre-migration trauma and post-migration stressors. *British Journal of Psychiatry, 170*(4), 351–357. http://doi.org/10.1192/bjp.170.4.351

Sleptsova, M., Woessmer, B. & Langewitz, W. (2009). Migranten empfinden Schmerz anders. *Schweizerisches Medizin Forum, 9*, 319–321.

Steel, Z., Chey, T., Silove, D., Marnane, C., Bryant, R.A. & van Ommeren, M. (2009). *Association of torture and other potentially traumatic events with mental health outcomes among populations exposed to mass conflict and displacement: A systematic review and meta-analysis, Journal of the American Medical Association, 302*(5), 537–549.

Strakowski, S.M., Flaum, M., Amador, X., Bracha, H.S., Pandurangi, A.K., Robinson, D. & Toben, M. (1996). Racial differences in the diagnosis of psychosis. *Schizophrenia Research, 21*(2), 117–124. http://doi.org/10.1016/0920-9964(96)00041-2

Strakowski, S.M., Hawkins, J.M., Keck, P.E., McElroy, S.L., West, S.A., Bourne, M.L. et al. (1997). The effects of race and information variance on disagreement between psychiatric emergency service and research diagnoses in first-episode psychosis. *Journal of Clinical Psychiatry, 58*, 457–463. http://doi.org/10.4088/JCP.v58n1010a

Sluzki, C.E. (2010). Psychologische Phasen der Migration und ihrer Auswirkungen. In T. Hegemann & R. Salman (Hrsg.), *Handbuch Transkulturelle Psychiatrie* (S. 108–123). Berlin: Psychiatrie Verlag.

Sue, D.W. & Sue, D. (2013). *Counseling the culturally diverse.* (6th ed.). Hoboken, NJ: John Wiley & Sons Inc.

Sue, S. & Zane, N.Y. K. (1994). Research on psychotherapy with culturally diverse populations. In A. Bergin & S. Garfield (Eds.), *Handbook of psychotherapy and behavior change* (pp. 783–817). New York: John Wiley & Sons.

Sumner, W.G. (1906). *Folkways. A study of sociological importance of usages, manners, customs, mores, and morals.* Boston, MA: Ginn.

Tajfel, H. Billig, M.G., Bundy, R.P. & Flament, C. (1971). Social categorization and intergroup behaviour. *European Journal of Social Psychology, 1*(2), 149–178.

Tajfel, H. & Turner, J.C. (1979). An integrative theory of intergroup conflict. In W.G. Austin & S. Worchel (Eds.), *The social psychology of intergroup relations* (pp. 33–48). Monterey, CA: Brooks/Cole.

Tellegen, P.J., Laros, J.A. & Petermann, F. (2007). *SON-R 2½–7. Non-verbaler Intelligenztest.* Göttingen: Hogrefe.

Thomas, A. (2003). *Kulturvergleichende Psychologie*. Göttingen: Hogrefe.

Van Keuk, E., Ghaderi, C., Joksimovic, L. & David, M. (Hrsg.). (2011). *Transkulturelle Kompetenz in klinischen und sozialen Arbeitsfeldern*. Stuttgart: Kohlhammer.

Vos, T., Flaxman, A. D., Naghavi, M., Lozano, R., Michaud, C., Ezzati, M. et al. (2012). Years lived with disability (YLDs) for 1160 sequelae of 289 diseases and injuries 1990–2010: a systematic analysis for the Global Burden of Disease Study 2010. *Lancet, 380*(9859), 2163–2196.

Watters, E. (2011). *Crazy like us: The globalization of the American psyche.* New York: Free Press.

Weathers, F. W., Blake, D. D., Schnurr, P. P., Kaloupek, D. G., Marx, B. P. & Keane, T. M. (2013). *The Clinician-Administered PTSD Scale for DSM-5 (CAPS-5).* Interview erhältlich beim National Center for PTSD, www.ptsd.va.gov.

Westermeyer, J. (1990). Working with an interpreter in psychiatric assessment and treatment. *Journal of Nervous and Mental Disease, 178*(12), 745–749. http://doi.org/10.1097/00005053-199012000-00003

Wittkower, E. D. & Fried, J. (1960). A cross-cultural approach to mental health problems. *American Journal of Psychiatry, 116*, 423–428. http://doi.org/10.1176/ajp.116.5.423

World Health Organization (WHO). (2016). *Depression. Fact sheet*. Retrieved July 21, 2016, from http://www.who.int/mediacentre/factsheets/fs369/en/

Wundt, W. (1909). *Völkerpsychologie. Eine Untersuchung der Entwicklungsgesetze von Sprache, Mythus und Sitte. 2. Band: Mythus und Religion*. Leipzig: Engelmann.

Zeeb, H. & Razum, O. (2006). Epidemiologische Studien in der Migrationsforschung. *Bundesgesundheitsblatt, Gesundheitsforschung, Gesundheitsschutz, 9*, 845–852. http://doi.org/10.1007/s00103-006-0017-5

Zick, A. & Küpper, B. (2011). Vorurteile und Toleranz von Vielfalt – von den Fallen alltäglicher Wahrnehmung. In E. Van Keuk, C. Ghaderi, L. Joksimovic, & M. David (Hrsg.), *Transkulturelle Kompetenz in klinischen und sozialen Arbeitsfeldern.* (S. 54–65). Stuttgart: Kohlhammer.

Znoj, H. J. (2011). Embitterment. A larger perspective on a forgotten emotion. In M. Linden & A. Maercker, (Eds.), *Embitterment. Societal, psychological, and clinical perspectives* (pp. 5–17). Berlin: Springer.

9 Anhang

Glossar kulturell gebundener Leidenskonzepte im DSM-5

Im Anhang des DSM-5 (APA/Falkai et al., 2015) ist ein Glossar enthalten, welches Beispiele von gut erforschten kulturell gebundenen Leidenskonzepten anführt, die die Relevanz für die klinische Diagnostik und einige Beziehungen zwischen kulturellen Syndromen, Leidensbegriffen und zugrunde liegenden Erklärungen aufzeigen. Eine Auswahl wird im Folgenden dargestellt.

Ataque de nervios

Ataque de nervios („Nervenattacke“) beschreibt ein Syndrom lateinamerikanischer Herkunft, das durch Symptome intensiver emotionaler Erregtheit bzw. Übererregung, inklusive akuter Angst, Ärger oder Trauer, lautes Herumschreien oder -kreischen, Weinkrämpfe; heftiges Erbeben oder Zittern, Hitzegefühle im Brustbereich, die in den Kopf steigen, sowie durch verbale und physische Aggressivität gekennzeichnet ist. Dissoziatives Erleben (z. B. Depersonalisation, Derealisation, Amnesie), anfallsartige Ohnmacht und suizidale Attitüden können während einiger *ataques* im Vordergrund stehen, während anderer wiederum nicht. Das Kardinalsymptom einer *ataque de nervios* ist das Erleben eines Kontrollverlusts. Die Attacken treten als direkte Folge eines belastenden Ereignisses mit Familienbezug auf, wie z. B. der Nachricht des Todes eines nahen Angehörigen, Konflikten mit dem Partner oder Kindern oder Zeuge eines Unfalls zu sein, in den ein Familienmitglied involviert ist. Bei einer Minderheit der Betroffenen werden die *ataques* nicht durch soziale Ereignisse ausgelöst, stattdessen hat die Vulnerabilität für den Kontrollverlust ihren Ursprung in einem kumulierten Erleben von Leiden.

Es wurde keine Eins-zu-Eins-Beziehung zwischen *ataques* und einer spezifischen psychiatrischen Störung belegt. Dennoch bestehen auf Symptomebene Überlappungen zu einigen Störungen inklusive der Panikstörung, einer Anderen Näher Bezeichneten oder Nicht Näher Bezeichneten Dissoziativen Störung und der Konversionsstörung.

In Bevölkerungsstichproben stehen *ataques*, nachdem eine statistische Anpassung in Bezug auf psychiatrische Diagnosen, Traumaexposition und andere Kovariablen vorgenommen wurde, in Zusammenhang mit Suizidgedanken, Arbeitsunfähigkeit bzw. Alltagseinschränkungen und ambulanten psychiatrischen Behandlungen. Zu beachten ist, dass einige *ataques* nichtpathologische Ausdrücke eines akuten Stresserlebens (z. B. bei einer Beerdigung) ohne klinische Folgen sind. Der Begriff *ataque de nervios* kann sich auch auf ein Leidenskonstrukt beziehen, welches jegliche Form „passender“ emotionaler Paroxysmen (z. B. hysterisches

Lachen) einschließt, und er darf auch verwendet werden, um eine Episode eines Kontrollverlusts in Bezug auf einen intensiven Stressauslöser zu beschreiben.

Verwandte Zustände in anderen kulturellen Kontexten: Indisposition auf Haiti, *blacking-out* im Süden der USA, *falling-out* im westlichen Indien.

Verwandte Zustände im DSM-5: Panikattacke, Panikstörung, Andere Näher Bezeichnete oder Nicht Näher Bezeichnete Dissoziative Störung, Konversionsstörung (Störung mit Funktionellen Neurologischen Symptomen), Intermittierende Explosible Störung, Andere Näher Bezeichnete und Nicht Näher Bezeichnete Angststörung, Andere Näher Bezeichnete und Nicht Näher Bezeichnete Trauma- und belastungsbezogene Störungen.

Dhat-Syndrom

Der Begriff *Dhat*-Syndrom wurde in Südasien vor mehr als einem halben Jahrhundert geprägt, um typische klinische Erscheinungsbilder junger Männer zu beschreiben, die ihre Symptome auf die Absonderung bzw. den Verlust von Sperma attribuierten. Ungeachtet des Begriffs handelt es sich nicht um ein abgegrenztes Syndrom, sondern vielmehr um eine kulturelle Erklärung für Stressreaktionen von Patienten, die sich auf verschiedene Symptome wie Angst, Erschöpfung, Schwäche, Gewichtsverlust, Impotenz, andere somatische Beschwerden und depressive Verstimmung beziehen. Das Kardinalmerkmal ist Angst und Stresserleben durch einen Verlust von *dhat* ohne Vorliegen einer identifizierbaren physiologischen Dysfunktion. Patienten bezeichnen *dhat* als eine weiße Absonderung, die bei der Defäkation oder dem Urinieren bemerkt wurde. Vorstellungen über diese Absonderung stehen im Zusammenhang mit dem Konzept *dhatu* (Samen, Sperma), welches im hinduistischen medizinischen System, Ayurveda, als eine der sieben essenziellen Körperflüssigkeiten beschrieben wird und dessen Balance notwendig zur Erhaltung der Gesundheit ist.

Obwohl das *Dhat*-Syndrom als kulturelle Orientierungshilfe für eine lokal begrenzte klinische Praxis formuliert wurde, konnte gezeigt werden, dass vergleichbare Vorstellungen über die schädigenden Folgen von Samenverlust in der Allgemeinbevölkerung weit verbreitet sind. Daher wird eine kulturelle Disposition angenommen, gesundheitliche Probleme und Symptome mit dem Verweis auf *dhat* zu erklären. Forschungen in der Gesundheitsfürsorge führten zu unterschiedlichen Schätzungen der Syndromprävalenz (z. B. wurden in Indien 64 % der Männer in psychiatrischen Kliniken wegen sexueller Beschwerden behandelt, in Pakistan waren es 30 % der Männer im Kontext allgemeinärztlicher Kliniken). Obwohl das Dhat-Syndrom am häufigsten bei jungen Männern mit vergleichsweise niedrigem sozioökonomischem Status beobachtet wird, können auch Männer im mittleren Erwachsenenalter betroffen sein. Vergleichbare Beschwerden über vaginalen Ausfluss (Leukorrhoe) werden mit einer Variante des Konzepts für Frauen in Zusammenhang gebracht.

Verwandte Zustände in anderen kulturellen Kontexten: koro in Südostasien, insbesondere Singapur, und *shen-k'uei* („Nierenschwäche") in China.

Verwandte Zustände im DSM-5: Major Depression, Persistierende Depressive Störung (Dysthymie), Generalisierte Angststörung, Somatische Belastungsstörung, Krankheitsangststörung, Erektionsstörung, Vorzeitige (Frühe) Ejakulation, Andere Näher Bezeichnete oder Nicht Näher Bezeichnete Sexuelle Funktionsstörung, Probleme in Schule oder Ausbildung.

Khyâl cap
Der Begriff „*Khyâl*-Attacke" *(khyâl cap)* oder „Windattacke" beschreibt ein Syndrom, dass bei Kambodschanern in den USA und in Kambodscha beschrieben wurde. Typische Symptome sind die einer Panikattacke, wie z. B. Schwindel- oder Benommenheitsgefühle, Herzklopfen, Kurzatmigkeit und kalte Extremitäten oder auch andere Symptome von Angst bzw. autonomer Erregung (z. B. Tinnitus und Nackenschmerzen). *Khyâl*-Attacken umfassen katastrophisierende Kognitionen, in deren Mittelpunkt die Sorge steht, dass *khyâl* (eine windähnliche Substanz) im Körper – zusammen mit dem Blut – aufsteigen und eine Reihe schwerwiegender Folgen auslösen könnte (z. B. Zusammenpressen der Lungen, Kurzatmigkeit und Asphyxie, Eindringen in das Cranium und Verursachung von Tinnitus, Schwindel, verschwommenem Sehen und Ohnmachtsanfällen). *Khyâl*-Attacken können ohne Vorwarnung eintreten, werden aber häufig durch Trigger, wie sorgenvolle Gedanken, Aufstehen (z. B. Orthostase), bestimmte Gerüche mit negativen Assoziationen oder agoraphobische Schlüsselreize, wie beispielsweise in eine Menschenmenge zu gehen oder Auto zu fahren ausgelöst. *Khyâl*-Attacken erfüllen üblicherweise die Kriterien einer Panikattacke und können das Erleben anderer Angststörungen sowie trauma- und belastungsbezogener Störungen prägen. *Khyâl*-Attacken können mit erheblichen Beeinträchtigungen bzw. Aktivitätseinschränkungen einhergehen.

Verwandte Zustände in anderen kulturellen Kontexten: Laos *(pen lom)*, Tibet *(srog rlung gi nad)*, Sri Lanka *(vata)* und Korea *(hwa byung)*.

Verwandte Zustände im DSM-5: Panikattacken, Panikstörung, Generalisierte Angststörung, Posttraumatische Belastungsstörung, Krankheitsangststörung.

Kufungisisa
Kufungisisa (in Shona: „zu viel denken") ist ein Leidenskonstrukt und eine kulturelle Erklärung unter den Shona in Zimbabwe. Im Sinne einer Erklärung wird es als ursächlich für Angst, Depression und somatische Beschwerden betrachtet (z. B. „Mein Herz schmerzt, weil ich zu viel denke"). Als eine Konstruktion zur Kennzeichnung psychosozialen Stresses

ist es ein Anzeichen für zwischenmenschliche und soziale Schwierigkeiten (z. B. Eheprobleme; kein Geld zu haben, um für sein Kind zu sorgen). *Kufungisisa* umfasst Grübeln über beunruhigende Gedanken, insbesondere Sorgen.

Kufungisisa ist mit einer Reihe von psychopathologischen Merkmalen wie Angstsymptomen, exzessiven Sorgen, Panikattacken, depressiven Symptomen und Reizbarkeit assoziiert. In einer zufällig gezogenen Bevölkerungsstichprobe berichteten zwei Drittel der mithilfe einer allgemeinen Psychopathologie-Erfassung identifizierten *Kufungisisa*-Fälle diese Beschwerden.

In vielen Kulturen wird „zu viel denken" als schädigend für den Geist und Körper und als Ursache für spezifische Symptome wie Kopfschmerz und Schwindel betrachtet. „Zu viel denken" kann auch eine Schlüsselkomponente bei kulturellen Syndromen wie dem *brain fag* (dt. etwa: „geistige Erschöpfung") in Nigeria sein. Beim *brain fag* wird „zu viel denken" primär auf exzessives Lernen attribuiert, wobei angenommen wird, dass exzessives Lernen insbesondere das Gehirn schädigt und mit Symptomen wie Hitzegefühlen oder kribbelnden Empfindungen im Kopf einhergeht.

Verwandte Zustände in anderen kulturellen Kontexten: „Zu viel denken" ist in vielen Ländern und ethnischen Gruppen ein gebräuchliches Leidenskonstrukt und kulturelle Erklärung. Es wurde in Afrika, im karibischen und lateinamerikanischen Raum und bei ostasiatischen und indianischen Gruppen beschrieben.

Verwandte Zustände im DSM-5: Major Depression, Persistierende Depressive Störung (Dysthymie), Generalisierte Angststörung, Posttraumatische Belastungsstörung, Zwangsstörung, Störung durch eine Anhaltende Komplexe Trauerreaktion.

Taijin kyofusho

Taijin kyofusho (japanisch für „Störung mit zwischenmenschlicher Angst") ist als kulturelles Syndrom charakterisiert durch Ängstlichkeit in Bezug auf und Vermeidung von zwischenmenschlichen Situationen aufgrund des Gedankens, Gefühls oder der Überzeugung, dass das eigene Erscheinungsbild oder eigene Handlungen in zwischenmenschlichen Situationen unangemessen oder abstoßend für andere sind. In den USA wird die Variante *olfaktorisches Referenzsyndrom* unterschieden, bei der die Betroffenen befürchten, ihr Körpergeruch wirke abstoßend auf andere. Personen mit *taijin kyofusho* neigen dazu, sich auf die Wirkung ihrer Symptome und ihres Verhaltens auf andere zu konzentrieren. Andere Varianten beinhalten hauptsächlich die Sorge, zu erröten (Erythrophobie), abstoßenden Körpergeruch zu haben (olfaktorisches Referenzsyndrom), unangemessenes Blickverhalten zu zeigen (zu viel oder zu wenig Augenkontakt), steife oder ungelenke Gesichtsausdrücke oder Körperbewegungen zu haben (z. B. Versteifung, Zittern) oder körperlich entstellt zu sein.

Taijin kyofusho ist als Konstrukt breiter gefasst als die Soziale Angststörung im DSM-5. Zusätzlich zur Angst vor Leistungssituationen beinhaltet *taijin kyofusho* zwei kulturspezifische Formen: einen „sensiblen Typ" mit extremer sozialer Empfindlichkeit und Ängstlichkeit in Bezug auf zwischenmenschliche Interaktion sowie einen „ausfälligen Typ" mit der Hauptsorge, andere zu beleidigen. Als Kategorie beinhaltet *taijin kyofusho* deshalb auch Syndrome mit Merkmalen der Körperdysmorphen Störung und der Wahnhaften Störung. Die Sorgen können einen wahnhaften Charakter annehmen und sprechen dann kaum auf einfaches Rückversichern oder Gegenbeispiele an.

Die charakteristischen Merkmale von *taijin kyofusho* treten in speziellen kulturellen Kontexten auf und soziale Ängstlichkeit hat dabei, je nach Kultur, einen größeren oder geringeren Stellenwert. Vergleichbare Syndrome finden sich in Korea und anderen Gesellschaften, die großen Wert auf die bewusste Wahrung angemessener sozialer Verhaltensweisen in hierarchisch geordneten zwischenmenschlichen Beziehungen legen. *Taijin- kyofusho*-artige Symptome wurden auch in anderen kulturellen Kontexten beschrieben, darunter die USA, Australien und Neuseeland.

Verwandte Zustände in anderen kulturellen Kontexten: Taein kong po in Korea.

Verwandte Zustände im DSM-5: Soziale Angststörung, Körperdysmorphe Störung, Wahnhafte Störung, Zwangsstörung, olfaktorisches Referenzsyndrom (eine Form der Nicht Näher Bezeichneten Zwangsstörung und Verwandten Störungen). Das olfaktorische Referenzsyndrom bezieht sich insbesondere auf die *Jikoshu-kyofu*-Variante des *taijin kyofusho* mit dem Kernmerkmal, Angst vor dem Absondern abstoßender Gerüche zu haben. Diese Form findet sich in zahlreichen Kulturen außerhalb Japans.